LA

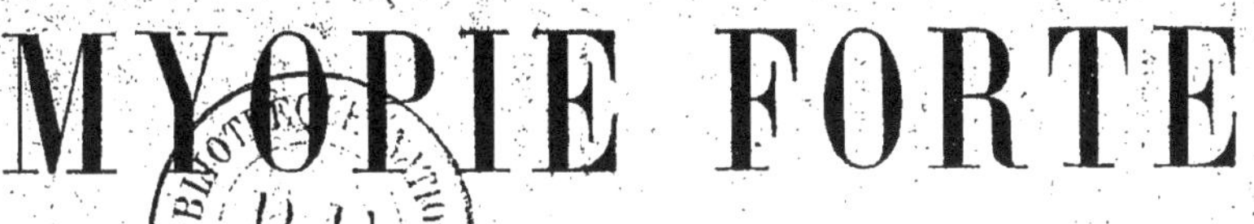

MYOPIE FORTE

ET SON

Traitement chirurgical

PAR

le Dr T. de LUSI

DE L'UNIVERSITÉ DE PARIS

EX-INTERNE DE L'HOSPICE SAINT-VICTOR D'AMIENS

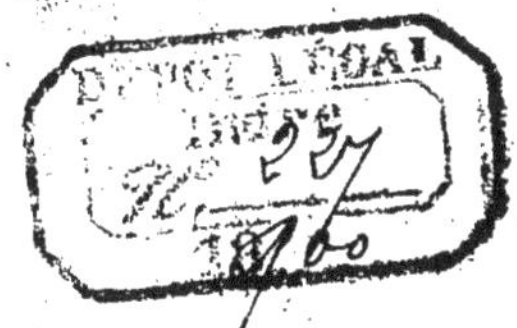

LIBRAIRIE MÉDICALE ET SCIENTIFIQUE

JULES ROUSSET

PARIS. — 36, Rue Serpente. — PARIS

(En face la Faculté de Médecine)

1900

LA

MYOPIE FORTE

ET SON

Traitement chirurgical

PAR

le Dr T. de LUSI

DE L'UNIVERSITÉ DE PARIS

EX-INTERNE DE L'HOSPICE SAINT-VICTOR D'AMIENS

LIBRAIRIE MÉDICALE ET SCIENTIFIQUE

JULES ROUSSET

PARIS. — 36, Rue Serpente. — PARIS

(En face la Faculté de Médecine)

1900

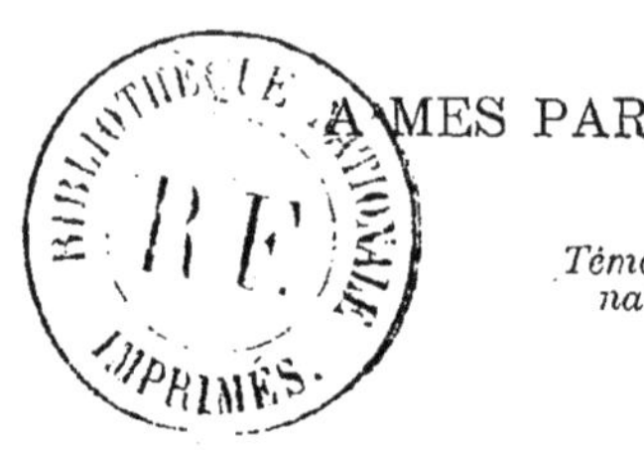

A MES PARENTS

Témoignage d'affection et de reconnaissance.

A MES FRÈRES

A MA BELLE-SŒUR

A MON COUSIN M. ARMAS

A MON PRÉSIDENT DE THÈSE

MONSIEUR LE PROFESSEUR BERGER

Officier de la Légion d'Honneur
Membre de l'Académie de Médecine
Chirurgien des Hôpitaux

A MONSIEUR LE DOCTEUR FAGE

Officier d'Académie
Médecin en chef de l'Hospice Saint-Victor d'Amiens

AVANT-PROPOS

En terminant nos études nous sommes heureux de pouvoir témoigner notre gratitude et notre respect aux éminents maîtres qui ont assumé avec un si grand dévouement la tâche de nous ouvrir cette carrière qu'ils remplissent avec tant de zèle et de distinction, carrière que nous allons parcourir en nous inspirant de leur enseignement tant scientifique que moral.

Notre premier mouvement est de consacrer un souvenir ému à la mémoire de notre très regretté maître, M. le professeur Straus, qui avec une sollicitude toute paternelle a guidé nos premiers pas.

Nos premiers maîtres en chirurgie furent M. le professeur Duplay et son excellent élève M. le professeur agrégé P. Delbet ; qu'ils reçoivent nos meilleurs sentiments de reconnaissance.

Que M. le professeur Potain, notre vénérable maître, veuille croire à notre bien vive gratitude. C'est à lui que nous devons nos premières notions d'auscultation.

Nous manquerions à notre premier devoir si nous n'exprimions pas notre reconnaissance à M. le professeur Pinard (protecteur de l'enfance) dans le service duquel nous nous sommes perfectionné dans l'art des accouchements.

Que notre excellent maître, M. le professeur

Dieulafoy, soit sûr que nous n'oublierons jamais ses leçons de l'Hôtel-Dieu. Ses leçons furent les plus agréables que nous avons jamais reçues. Nous le prions d'agréer l'hommage de notre gratitude.

Nous avons eu comme maître le Docteur Blum.

M. Blum fut pour nous un maître très bienveillant ; qu'il veuille bien accepter le témoignage de notre vive gratitude.

Nous devons beaucoup de choses au Docteur Terrien, chef de la Clinique opthalmologique pour ses leçons et l'enseignement pratique qu'il nous donna tous les matins.

Les Docteurs Vacher, Rohmer et Van Duyse sont priés d'accepter nos remerciements pour les conseils qu'ils ont bien voulu nous donner.

Nous ne saurions trop remercier M. le Docteur Fage à qui nous devons la plupart des notions d'opthalmologie. Nous tenons à le remercier pour tout ce qu'il a fait pour nous en nous aidant de ses sages conseils pour mener à bonne fin ce travail.

Nous prions M. le professeur Panas qui n'a pas pu présider notre thèse (étant en congé) de recevoir l'hommage de nos respectueux remerciements. Nous aurions été très heureux de soumettre notre premier travail à la critique d'un des plus grands opthalmologues de notre temps.

Que notre excellent maître, M. le professeur Berger, veuille agréer l'expression de notre profonde gratitude pour l'honneur qu'il nous a fait en acceptant la présidence de cette thèse.

INTRODUCTION

Dans le cours de l'année d'internat que nous avons passée à la Clinique Opthalmologique de l'Hospice Saint-Victor d'Amiens, nous avons eu l'occasion d'observer des cas de myopie forte traités par l'extraction du cristallin transparent. Les excellents résultats obtenus par ce moyen de thérapeutique furent le point de départ de notre travail.

Notre travail est divisé ainsi :

1. Définition de la Myopie.
2. Pathogénie de la Myopie.
3. Etiologie de la Myopie.
4. Traitements Chirurgicaux.
5. Historique et Manuel opératoire de l'extraction du cristallin transparent.
6. Observations.
7. Complications après l'Opération.
8. Avantages de l'Opération.
9. Conclusions.
10. Bibliographie.

Définition

L'œil comme d'ailleurs les diverses parties du corps humain présente des différences individuelles considérables dans ses divers éléments. De là, la distinction de divers états de réfraction qui correspondent à des conditions pratiques de vision très nettement distinctes entre elles. Cette distinction est établie par la considération du foyer principal postérieur de l'œil considéré à l'état de repos ou de réfraction statique.

Soit donc un œil en relâchement de l'accommodation.

On conçoit que, soit par suite des valeurs particulières des divers éléments dioptriques, courbures, distances des dioptres, indices des milieux (causes relativement rares), soit par suite de la longueur de l'axe antéro-postérieur (cause de beaucoup la plus fréquente), le foyer postérieur de cet œil au repos au lieu d'être situé sur la rétine même (comme dans l'œil emmétrope), soit en avant d'elle, et l'œil est myope.

Dans un tel œil, les rayons venus de l'infini (rayons parallèles) vont concourir en avant de la rétine et c'est là également que se forme l'image nette de tout objet infiniment éloigné. Dès lors il n'existe sur la rétine qu'une image confuse résultant de la superposition partielle de cercles de diffusion ; la vision des myopes n'est donc pas nette à l'infini.

L'œil myope est en somme un œil trop réfringent, par rapport à sa longueur antéro-postérieure. Si donc cet œil accommode, il sera plus réfringent encore, son foyer principal postérieur se rapprochera de la cornée et la vision à l'infini sera encore plus confuse. Il est en conséquence impossible aux myopes de réaliser la vision nette au loin et l'intervention de l'accommodation trouble leur vision au lieu de l'améliorer.

Nous avons donc dit que dans l'œil myope au repos, les rayons venus d'un point à l'infini vont concourir en avant de la rétine. Or si ce point lumineux se rapproche, son foyer conjugué se rapproche aussi de la rétine. Il existera donc toujours pour ce point une position en avant de l'œil, telle que les rayons partis de ce point là vont concourir sur la rétine. Ce point qui se trouvera ainsi être le foyer conjugué de la rétine dans cet œil au repos sera le punctum remotum de cet œil. Donc le remotum d'un œil myope est situé à distance finie en avant de cet œil.

Pathogénie

Comme nous l'avons déjà dit, l'œil est myope quand l'image se forme en avant de la rétine. Les raisons anatomiques de cette anomalie sont l'axe antéro-postérieur de l'œil qui est plus long, au lieu de mesurer comme dans l'œil emmétrope 22mm82, il oscille de 23mm à 32mm.

Ou quoiqu'il ait les mêmes dimensions qu'un œil emmétrope, il est plus réfringent, par conséquent trop réfringent pour la position de la rétine, et nous avons alors la myopie de courbure.

La cause la plus ordinaire de cette myopie de courbure c'est le cristallin qui luxé en avant reporte le foyer de l'œil en avant de la rétine; mais en raison de la rupture de la zone de Zinn il devient plus convexe, plus réfringent. La cornée aussi plus conique que d'ordinaire cause une myopie de courbure, comme par exemple dans le Kératocone.

La myopie, qu'elle soit axile, ou de courbure, survient du fait d'une exagération de la tension intraoculaire.

Et en effet la vision binoculaire exige une rotation du globe en dedans, par conséquent il se trouve comprimé par la sangle que forme le droit externe avec le droit interne. Le globe de l'œil comprimé empêche la circulation des veines émissaires de la choroïde, d'où gêne de la déplétion veineuse intraoculaire.

En même temps le muscle ciliaire contracté entraîne une hypérémie veineuse du tractus uvéal qui favorise l'altération des membranes profondes de l'œil. Et en effet la tension intraoculaire exagérée d'une part, la stase veineuse de l'autre, sont la cause des lésions au niveau du pôle postérieur.

Ces lésions sont le staphylôme postérieur et la scléro-choroïdite postérieure.

Le staphylôme postérieur (σταφυλή, graine de raisin) est une ectasie de la sclérotique vers le pôle postérieur du globe oculaire, accompagné d'une atrophie de la choroïde dont la nutrition souffre de la gêne de la circulation veineuse.

Le staphylôme postérieur a la forme d'un croissant blanchâtre dont la concavité embrasse la papille et dont la convexité est vers la macula.

Dans son article du dictionnaire de Dechambre, M. Gayet définit ainsi le staphylôme : « Tout dénivellement partiel de la coque oculaire dû à la rupture locale de l'équilibre qui existe physiquement entre la poussée des milieux et la résistance de la coque. »

Demours avait parfaitement saisi le mécanisme de la formation du staphylôme lorsqu'il dit : « On peut prendre une vessie, la remplir d'eau, et après l'avoir liée solidement, détruire en une région plus ou moins étendue, et par un procédé quelconque, une partie des couches membraneuses dont elle est composée. On pressera alors cette vessie et l'on verra se produire une protubérance au point affaibli. »

L'étude anatomo-pathologique des staphylômes a été faite à la clinique ophtalmologique de Lyon par M. le docteur Hocquart qui a publié les résultats de ses recherches dans les Annales d'oculistique (t. LXXXII et t. LXXVIII). Hocquart classe les staphylômes en sphériques et en coniques. Cette classification correspond en effet à deux cas bien caractérisés ; ou bien l'aire dénivelée a été régulièrement amincie ou affaiblie sur toute son étendue, ou bien la coque oculaire présente un point d'épaisseur minima à partir duquel celle-ci s'accroit progressivement.

Dans l'aire régulièrement amincie nous devons observer une courbure uniforme ; dans l'autre cas le rayon de courbure minimum au point le plus faible, doit croître progressivement au fur et à mesure que l'épaisseur augmente.

Par le terme de scléro-choroïdite postérieure, on désigne un ensemble d'altérations des deux membranes du fond de l'œil qui consiste en une atrophie de la choroïde avec ectasie et laissant voir son lacis vasculaire.

En résumé pour produire la myopie il faut que les deux facteurs, la plus grande élasticité de la sclérotique et l'augmentation de la tension intraoculaire agissent simultanément.

Par conséquent, tout ce qui contribue à diminuer

la résistance de la sclérotique et à augmenter la tension intraoculaire favorisent la myopie.

On observe encore souvent chez les myopes un strabisme divergent dont les causes sont les suivantes.

Dans le cas de myopie légère, il peut être dû à l'inégalité des efforts de convergence et d'accommodation, le myope n'ayant pas besoin d'accommoder et forcé d'un autre côté de converger, se fatigue par cette inégalité des efforts qui sont habituellement proportionnels. Pour parer à cette fatigue il met un œil au repos, s'habitue à ne fixer l'objet que d'un œil, d'où le strabisme, sans que la fatigue musculaire y soit pour quelque chose.

Dans le cas de myopie forte le strabisme est dû à la fatigue musculaire. C'est le muscle droit interne qui fatigué par les efforts de convergence cède.

Chez les myopes le nerf optique est souvent congestionné.

Etiologie.

Parmi les nombreuses théories sur l'origine de la myopie, celle de la convergence et celle de l'accommodation sont basées sur le fait que la myopie fonctionnelle est produite par la vision rapprochée.

Voici du reste quelques théories sur le mécanisme de l'accommodation.

Théories du mécanisme de l'Accommodation.

Maintes et diverses sont les théories émises sur le mécanisme de l'accommodation. Scheiner croyait que c'est une contraction de la pupille. Home et Ramsdem l'expliquaient par les changements de courbure de la cornée. Kepler et Descartes l'attribuaient l'un à un avancement de la lentille, l'autre à l'augmentation de courbure de cet organe. Arlt dit que la myopie dépendait d'un allongement du globe, et rattache cette déformation à l'action des muscles extrinsèques de l'œil.

La question fut tranchée en 1849, par Max Langenbeck, qui en reproduisant les expériences de Purkinje, s'aperçut que les reflets déterminés par les surfaces réfringentes subissaient des modifications sous l'influence de l'accommodation. Cette découverte n'attira guère l'attention. Cramer utilisa cependant les observations de Langenbeck et construisit un instrument qui permit d'apprécier les changements des images catoptriques du cristallin. Ainsi il se rendit compte que le reflet de la surface antérieure accomplit, pendant l'accommodation, un mouvement centripète assez étendu.

Il était donc démontré que l'accommodation se faisait par une augmentation de courbure du cristallin. Mais quel était le facteur de cette augmentation de courbure ? Cramer pensait que l'iris comprimait les parties périphériques de cet organe et que le muscle ciliaire, en se contractant, exerçait une traction sur la choroïde. Cette traction avait pour résultat de pousser le corps vitré en avant. Le cristallin subissant ainsi une pression dans toute son étendue, excepté sur la région pupillaire, se bombait à cet endroit.

Helmholtz observait les mêmes faits, peu de temps après, et édifiait sa théorie de l'accommodation.

1° Cette théorie repose essentiellement sur l'élasticité du cristallin, c'est-à-dire sur la propriété qu'a cet organe, lorsqu'il n'est plus soumis à la traction de la zonule, de prendre la forme sphérique.

2° En tirant en avant la choroïde, les contractions du muscle ciliaire avancent la zonule, la relâchent et permettent au cristallin, ainsi abandonné à son élasticité, de devenir d'autant plus sphérique qu'elles sont plus fortes. L'hypothèse de Helmholtz fut confirmée par les expériences de Hœnsen et Volkers.

Ces observateurs, opérant sur des chiens, des singes, des chats, etc., excitèrent les nerfs ciliaires qui émanent du ganglion ophtalmique et provoquèrent l'apparition des phénomènes suivants : resserrement de la pupille, rétraction du bord périphérique de l'iris et saillie en avant de la partie pupillaire.

Enfonçant une aiguille très fine dans l'œil, un peu en arrière de l'ora serrata, ils électrisèrent le ganglion ciliaire et l'extrémité libre de l'aiguille décrivit un mouvement en arrière. Ce fait était une preuve que la choroïde avançait. Au cours de ses expériences, Coccius a pu noter des phénomènes qui semblent militer en faveur de l'hypothèse de Helmholtz : gonflement des procès ciliaires, diminution du diamètre du cristallin, augmentation de la largeur de son bord, etc. V. Helmholtz étaya sa théorie sur les autopsies qu'il avait pratiquées. Il avait mesuré le rayon de la surface antérieure de deux cristallins morts et obtenu le résultat suivant : $10^{mm}16$ et $8^{mm}87$.

Trois cristallins vivants ayant été soumis à la même mensuration lui avaient fourni une longueur de rayon égale à $11^{mm}9$, $8^{mm}8$ et $10^{mm}4$.

Il aurait fallu s'attendre à trouver les cristallins morts et sortis de l'œil dans leur capsule, en état d'accommodation maxima puisqu'ils n'étaient plus exposés à aucune traction. Or, il suffit de comparer les chiffres des cristallins morts à ceux des cristallins vivants et mesurés au repos ou bien à ceux qu'il a adoptés pour son œil schématique (V Tscherning), pour se rendre compte que ses autopsies ne plaident nullement en faveur de son hypothèse (Tscherning).

Les six cristallins morts, extraits de l'œil dans leur capsule et mesurés par Stadfeldt à l'aide de l'ophtalmomètre de Javal, infirment aussi la théorie de Helmholtz.

Ce qu'a prouvé Tscherning.

Mannhart, par une étude de l'anatomie comparée du muscle ciliaire, était arrivé à cette conclusion que c'est l'extrémité postérieure du muscle qui doit être considérée comme fixe et que l'accommodation doit se produire par une traction exercée sur la zonule. Mannhart, fut critiqué par Henri Müller et son travail n'attira guère l'attention, car on ne pouvait pas croire qu'une traction sur la zonule pût produire une augmentation de courbure des surfaces cristalliniennes.

C'est à Tscherning, directeur-adjoint du laboratoire d'ophtalmologie de la Sorbonne, que l'on doit la démonstration expérimentale de ce fait que l'on peut obtenir, par une traction sur la zonule, une augmentation de courbure des surfaces du cristallin au milieu, tout en les aplatissant vers la périphérie. Cet aplatissement donne lieu cependant à une augmentation de réfraction, on peut avoir l'explication de ce fait en apparence paradoxal dans Tscherning, page 13, et page 162.

Il est relativement facile de reproduire l'expérience, soit à l'aide du procédé de Tscherning, soit avec l'appareil du docteur Crzellitzer.

Procédé de Tscherning.

A) On extrait le cristallin de l'œil d'un bœuf ou d'un cheval (qui ne doit pas être trop vieux), avec la capsule et la zonule de Zinn. Il est facile de voir qu'en comprimant les bords, les surfaces s'aplatissent. Pour observer l'effet d'une traction, on saisit la zonule des deux côtés, très près du cristallin, et on peut, en regardant le cristallin de profil, voir que la surface antérieure prend une forme hyperbolique. Mais on obtient une meilleure idée de la déformation en étudiant les images catoptriques. On place le cristallin, la surface antérieure en haut, sur une table, et on fixe au-dessus, à quelque distance, un anneau opaque sur lequel on a tendu une feuille de papier transparent En éclairant cette feuille de papier, on voit l'image catoptrique de l'anneau se former sur la surface antérieure du cristallin comme un rond noir. On peut aussi remplacer l'anneau par une grosse lentille. Il faut que la grandeur et la distance de l'anneau soient telles que l'image soit centrée avec le cristallin.

Alors, en exerçant une traction, on voit le rond se changer en une ovale dont l'axe le plus petit correspond à la direction de la traction, ce qui montre avec évidence que la courbure augmente dans cette direction. L'expérience réussit d'autant plus facilement que l'anneau est plus grand. Si l'on place l'anneau, de façon que son image se trouve près du bord du cristallin, on le voit s'allonger dans le sens de la traction, ce qui indique un aplatissement dans cette direction.

B) Le docteur Crzellitzer a construit un appareil au moyen duquel on peut exercer une traction sur la zonule dans toutes les directions à la fois et avec lequel on peut encore mieux imiter l'accommodation. Au lieu de l'anneau, on peut se servir de deux bougies placées de telle façon que leurs images se trouvent dans la direction de la traction. En exerçant cette traction on les voit faire un mouvement centripète analogue au mouvement décrit par Cramer, mais de moindre étendue.

Il est probable, en effet, que les animaux n'ont pas une accommodation bien étendue, et il ne faut pas oublier, d'autre part, que dans l'œil le déplacement paraît presque doublé par le grossissement de la cornée. L'expérience ne peut-être considérée que comme une imitation assez grossière de l'accommodation, mais il est hors de doute qu'on puisse obtenir une augmentation de courbure par une traction exercée sur la zonule. Le cristallin pendant la traction de la zonule, prend une forme de toupie (lenticône passager) et il n'y a pas lieu de s'en étonner, quand on sait que le contenu du cristallin se compose chez l'adulte de deux parties : *a)* Un noyau, qui possède une courbure plus prononcée que les surfaces du cristallin et ne peut changer de forme. Quand le noyau n'existe pas, le résultat est le même comme chez les individus jeunes, seulement la courbure et la résistance des couches augmentent vers le centre. Cette augmentation de courbure des couches centrales est visible sur n'importe quelle préparation du cristallin.

b) Une couche superficielle; « Tscherning l'appelait couche accommodative, pour bien faire ressortir que c'est grâce à elle que l'œil peut s'accommoder. Le noyau augmente à mesure que l'âge avance, tandis que la couche accommodative diminue et avec elle l'amplitude d'accommodation. »

Donc cette couche superficielle possède au contraire à un degré très élevé, la faculté de changer de forme, sa consistance étant à peu près celle d'une solution de gomme très épaisse.

Phénomènes accompagnant la contraction du muscle ciliaire

1° Gonflement des procès ciliaires (Coccius).

2° L'équateur du cristallin reste toujours éloigné des procès ciliaires et cela d'autant plus que l'accommodation est plus forte.

3° Les procès ciliaires, par l'augmentation de leur volume, pressent sur la partie antérieure du corps vitré. (Coccius).

4° Contraction de la pupille. — Cette contraction

n'est pas synchrone avec l'accommodation mais se produit un peu après elle (Donders).

5° Déplacement en bas du cristallin vers la fin de l'accommodation (Cramer, Tscherning).

6° La surface antérieure du cristallin pendant l'accommodation n'avance pas (Tscherning).

7° La partie de la surface antérieure du cristallin correspondante à la pupille, ne change pas de place (Tscherning).

8° La partie de la surface antérieure du cristallin couverte par l'iris, recule avec cette membrane (Tscherning).

9° Il se forme pendant l'accommodation, à la surface antérieure de l'iris, une vallée circulaire dont le bord périphérique correspond au bord ciliaire, monte à pic, tandis que le bord central présente une pente très douce, correspondant à la surface antérieure (Cramer, Tscherning).

Lorsque ce phénomène est bien prononcé, on obtient ainsi une idée assez nette de la forme conique que prend la cristalloïde antérieure pendant la contraction du muscle ciliaire.

10° Une légère augmentation de la courbure de la surface postérieure du cristallin (Hænsen, Vœlkers).

11° La surface postérieure du cristallin reste à peu près à sa place pendant l'accommodation; quelquefois, on observe pourtant des phénomènes qui semblent indiquer que la surface postérieure du cristallin recule un peu (Tscherning).

Les remarquables expériences de Tscherning sont

confirmées par la clinique d'une façon éclatante. Il suffit de rappeler les observations de Fœrster en 1864, trois ans avant que Helmholtz ne publiât sa théorie de l'accommodation. Leur valeur ne saurait être mise en doute puisque le professeur Arlt, de Vienne, les a déclarées « équivalentes à des expériences physiologiques. »

Foerster observa plusieurs malades affectés de petits kératocèles.

Chaque fois que le malade faisait un effort d'accommodation, le kératocèle s'affaissait pour se reproduire lorsqu'il relâchait son accommodation.

L'instillation d'atropine faisait disparaître ce phénomène. Chez des personnes atteintes de fistule cornéenne, il obtenait un effet presque immédiat de l'atropine, en instillant une goutte de la solution dans le cul-de-sac conjonctival ; et en faisant faire un effort d'accommodation, le liquide était aspiré dans la chambre antérieure par la diminution de la tension.

Chibret, de Clermont-Ferrand, a trouvé dans l'observation clinique, une vérification des expériences de Tscherning. En examinant des sujets atteints de paralysie incomplète de l'accommodation et en leur faisant fixer un objet plus rapproché de l'œil que le miroir, Chibret a pu constater, d'après le jeu des ombres, que dans certains cas le centre seul du champ pupillaire devenait plus réfringent. Ce fait confirme encore la théorie de Tscherning (Congrès d'Edimbourg, 1894).

Théorie de Tscherning.

« Pendant la contraction, l'angle antéro-extérieur du muscle ciliaire reste fixe, l'angle antéro-intérieur recule comme on peut le voir directement dans la chambre antérieure, et l'extrémité postérieure avance, comme les expériences de Hænsen et Vœlkers l'ont prouvé.

« Le reculement de la partie antérieure exerce sur la zonule la traction qui produit la déformation de la surface antérieure.

« L'avancement de l'extrémité postérieure du muscle ciliaire exerce sur la choroïde une traction qui a pour effet de soutenir le corps vitré et indirectement le cristallin, de sorte que celui-ci ne recule pas sous l'influence de la traction.

« Pour le résultat définitif il importe peu à laquelle des deux actions on attribue la prépondérance (Tscherning loc. cit, p. 170). Le docteur Rochon Duvignaud, visant ce mécanisme de la traction de la zonule indiquée par Tscherning, dit : « Mais quand Tscherning quitte le terrain expérimental pour essayer d'interpréter l'action du muscle ciliaire, d'après les dispositions anatomiques qu'il lui suppose, il est infiniment probable qu'il fait fausse route et nous fait sentir la nécessité qu'il y a à aborder expérimentalement et autant que possible par l'observation directe l'étude du mécanisme musculaire de l'accommodation. »

Voici comment le Dr Rolland, en s'appuyant sur les données expérimentales de Tscherning, explique l'action du muscle ciliaire.

Théorie du Docteur Rolland

La contraction de la partie radiée du muscle ciliaire et de son faisceau de renfoncement, dit muscle de Müller détermine :

1° La compression du plexus veineux des procès ciliaires et par suite leur gonflement (Coccius).

2° L'engrenage plus complet des crêtes ciliaires dans les vallées zonulaires correspondantes et réciproquement celui des monticules zonulaires dans les vallées ciliaires correspondantes.

3° Une pression d'avant en arrière.

a) Sur les fibres zonulaires attachées en arrière à l'ora serrata (pars ciliaris retinæ) et à l'hyaloïde, et en avant à la surface antérieure du cristallin ;

b) Sur les fibres zonulaires du plan postérieur attachées en arrière comme celles du plan antérieur et en avant à la surface postérieure du cristallin ;

c) Sur l'hyaloïde ;

d) Sur la partie antérieure du corps vitré (Coccius).

Or, comme en vertu du principe de Pascal, la pression produite par la contraction du muscle ciliaire sur la partie antérieure du corps vitré s'exerce avec une égale intensité sur tous les points de la cavité hyaloïdienne, il en résulte que les attaches postérieures des fibres zonulaires sont serrées entre l'hyaloïde distendue par le corps vitré ainsi comprimé et la pars ciliaris retinœ maintenue en place par la choroïde que tend la partie méridionale du muscle ciliaire (Schoën) comme entre les mâchoires d'un étau.

L'extrémité postérieure de la zonule étant ainsi fixée (en arrière), il est de toute évidence que les procès ciliaires gonflés, comme il a été prouvé, et refoulant d'avant en arrière les parties centrales de la zonule, entraîneront, par suite, d'avant en arrière, l'extrémité libre de la zonule, celle qui est attachée au cristallin (Rolland).

Le mécanisme de l'accommodation est donc un sujet sur lequel tous les physiologistes ne sont pas d'accord.

Pour nous, l'intérêt ne réside pas là ; il est uniquement dans la question de savoir si la tension intra-oculaire augmente au cours de cette fonction. Or, ce fait n'est pas contestable. Les expériences de Coccius ont démontré que les procès ciliaires se gonflent et qu'ils exercent une pression sur la partie antérieure du corps vitré. Sattler a du reste confirmé cette notion d'une manière irréfutable dans sa théorie de la contribution à l'anatomie et à la physiologie de l'accommodation. Il a introduit une canule de Schaltten dans le corps vitré et dans la chambre antérieure et il a constaté que pendant l'accommodation ou plutôt pendant le passage du courant dans les nerfs ciliaires, il se produisait une augmentation de pression de 2, 3 et même 4 millimètres.

Une cause encore qui joue un grand rôle dans le développement de la myopie c'est l'hérédité.

Wray cite une famille dans laquelle on trouve 60 0/0 de cas de myopie ; 1/4 des tendances à la myopie provenait des parents et 1/16 des grands-parents de chaque côté. M. J. Wray met en doute l'à-propos du terme « myopie acquise », aucun cas ne pouvant réellement être nommé « acquis » à moins que la myopie ancestrale ne pût être mise en doute, ce qu'il regarde comme impossible.

Cohn de Breslau n'accorde que 3 0/0, Loring 6 0/0, Donders 30.6 0/0.

M. Motais dans son rapport présenté à l'Académie de Médecine donne 65 0/0, M. Galezowski sur 4564 myopies en trouve 3.847 héréditaires ou 82 0/0.

On a prétendu aussi que la race joue un rôle dans le développement de la myopie, car on voyait que, parmi les Allemands, il y avait un plus grand nombre de myopes. Nous croyons avec beaucoup d'autres que la seule cause du grand nombre des myopes allemands c'est le grand développement de l'instruction qui est plus généralisé qu'en France.

Ce fait que la proportion des myopes a augmenté et augmente avec le progrès et la civilisation est malheureusement trop vrai et trop bien mis hors de doute par la littérature médicale contemporaine.

Sulzer de Genève a examiné 2.926 yeux d'élèves d'une école primaire, d'une école professionnelle et des deux collèges des garçons, 430 yeux ont été trouvés atteints de myopie ; 7 de ces yeux présentent des altérations indépendantes de l'enseignement ; ils appartenaient à trois individus atteints de myopie inflammatoire bilatérale et à un garçon offrant une déformation cornéenne.

Les 423 autres yeux soit le 98.4 0/0 du chiffre total des myopes devaient leur vice de réfraction à la vision rapprochée. Ils appartiennent à 266 individus ; la myopie était donc unilatérale dans 109 cas, comprenant surtout des myopies commençantes.

L'école primaire présente 7 0/0 d'yeux myopes de 1 D. en moyenne. L'école professionnelle, 9.7 0/0 de 1. 43 D. en moyenne, les collèges, 22.7 0/0 de 2, 14 D. en moyenne. Aux collèges surtout, le degré de myopie va régulièrement croissant de classe en classe.

Et chose intéressante il existe une relation intime entre l'inclinaison de la tête et le côté où commence la myopie.

Dans environ 60 °/₀ des cas la myopie est plus forte du côté droit, tandis que dans les autres cas la plus forte réfraction siège du côté gauche, et on observe la même proportion lorsqu'on cherche le nombre d'écoliers qui inclinent la tête du côté droit, ou du côté gauche.

De Mets sur près de 8000 enfants a trouvé que la myopie acquise est plus fréquente que la myopie congénitale, et qu'elle est plus fréquente dans les classes adonnées aux études que dans celles vouées au travail manuel.

Eperon de Lausanne a examiné les yeux de 771 élèves des écoles secondaires (filles et garçons) et de 2149 élèves des écoles primaires. Dans les écoles primaires la proportion des myopes est de 5.5 °/₀ parmi les garçons, de 6.3 °/₀ parmi les filles ; elle s'élève à 10 °/₀ chez les élèves de l'école supérieure des jeunes filles, à 13.5 °/₀ chez ceux de l'école industrielle cantonale, à 15.3 °/₀ au collège cantonal.

L'augmentation du nombre des myopes avec le degré d'instruction se retrouve donc ici comme ailleurs.

Bock d'Autriche sur 8000 malades atteints d'affections oculaires, 680 soit 8. 6 °/₀ étaient myopes, 110 affectés de myopie progressive, 276 de myopie compliquée de staphylôme postérieur, 158 de myopie compliquée d'opacités du corps vitré ou d'inflammations de la choroïde ou de la rétine.

Les personnes travaillant de près prédominaient. M. Vignes de Paris, sur 321 enfants de l'école communale des Ternes et à celle située passage Lagithe, a trouvé 70 yeux myopes soit un pourcentage de 10. 80. Il a démontré en même temps quelle influence ont sur le développement de la myopie, l'hérédité, le travail rapproché, les conditions d'éclairage des écoles.

M. Despagnet donne la statistique suivante sur la myopie des élèves d'un des collèges de Paris considéré comme collège modèle. Il a trouvé sur 467 élèves 176 myopes soit 35. 5 °/₀.

Cohn en Allemagne trouve sur 10.000 élèves 17 °/₀

de myopes ainsi répartis et augmentant avec le nombre d'années de scolarité.

Écoles élémentaires, classe	IV	2.9	p. 100
»	III	4	—
»	II	9.8	—
»	I	9.8	—
Collèges, classe	VI	12.5	—
»	V	18.2	—
»	IV	23.7	—
»	III	31	—
»	II	41.3	—
»	I	55.8	—

Maklalof du Caucase trouve 30 % de myopes dans la classe inférieure d'une école du Caucase et 77 % dans la classe supérieure.

Motais de Paris sur trois mille examens dans les établissements d'instruction trouve le pourcentage suivant.

Classes de 9e et 8e	0	myopies
Classe de 3e	15	pour 100
Classe de Philosophie.....	47	—

La moyenne donc dans la statistique de Cohn en Allemagne étant de 55 % et celle-ci de 47 %, la différence n'est pas grande.

Traitements Chirurgicaux

La première opération qu'on fit pour le traitement chirurgical de la myopie a été préconisée par M. le Docteur Dransart.

Au congrès de l'Association française pour l'avancement des sciences, tenu à Rouen en 1883, ce praticien relatait des cas de guérison de myopie progressive par l'iridectomie.

En 1885, il présentait de nouveau à l'Académie des sciences, des cas de guérison par l'iridectomie et établissait les relations qui existent entre le glaucome et la myopie.

Lagueur et Cusce ont admis la théorie de M. Dransart. En 1887, le Docteur Warlomont de Bruges a exposé le traitement du Docteur Dransart dans les annales de la Société scientifique de Bruxelles 1887-1888. Monsieur le Docteur Bettremieux a soutenu la cause dans le *Journal d'oculistique du Nord de la France*. Le Docteur Dransart a pratiqué jusqu'en 1897, 248 opérations sur 164 personnes.

Quatre-vingt-quatre malades ont été opérés des deux yeux, quatre-vingts d'un seul.

Quelques uns étaient âgés seulement de huit à quinze ans, la plupart étaient âgés de quinze à vingt ans.

Le degré de myopie de 9^D à 29^D .

Le docteur Dransart instille quelques jours après l'opération une goutte d'un collyre à la pilocarpine au centième pendant plusieurs mois. Pendant quinze à vingt jours le sujet est soumis à une série d'injections de pilocarpine.

Comme résultat de cette opération, voilà ce que dit le Docteur Dransart : « plus de 90 °/₀ de mes opérés ont récupéré un degré de vision supérieur à celui qu'ils avaient avant l'opération Quelques-uns atteints de cécité, soit par glaucome aigu, soit par décollement de la rétine, ont recouvré jusqu'à un tiers de leur acuité visuelle normale et ont pu reprendre leur profession. »

L'iridectomie selon M. Dransart est appelée à rendre des grands services dans le traitement de la myopie forte en combattant la tension intra-oculaire. « La cause de cette affection réside, en effet, dans un trouble circulatoire, dans un excès de tension qui préside à son développement. C'est ce que j'ai appelé la théorie circulatoire glaucomateuse. Il est donc légitime d'opposer à la myopie progressive tous les moyens chirurgicaux et médicaux qui sont capables d'enrayer le processus glaucomateux. » (Dransart).

Capsulo-ectomie Tenonienne.

C'est encore M. Dransart qui a pratiqué cette opération. Il l'a associée dans un cas à la sclérotomie chez un jeune homme qui avait déjà perdu un œil de myopie progressive. Il a constaté six ans après une amélioration de l'acuité visuelle V = 1/3.

Cette opération dit M. Dransart, rend la filtration des liquides intra-oculaires plus facile au niveau de la section.

Elle possède une action antiglaucomateuse.

Sclérotomie

M. de Wecker en 1895 écrivait au sujet de cette opération.

« Deux autres indications de la sclérotomie interne à appuyer sur de nombreux faits, sont la buphthalmie et la myopie progressive. » A cette époque M. de Wecker préférait cette opération inoffensive à l'extraction ou discission du cristallin. A la sclérotomie Dransart préfère l'iridectomie.

Il a opéré une myopie progressive en faisant l'iridectomie pour l'œil gauche et la sclérotomie pour l'œil droit.

Voilà l'état de la vue avant l'opération :

OD V = 1/20 — 12 = 1/8
OG V = 1/40 — 13 = 1/10

Deux ans après l'opération voici l'état de ces deux yeux :

OD V = 1/10 avec — 12D (Sclérotomie)
OG V = 1/13 avec — 3D (Iridectomie)

Ainsi donc, la vision de l'œil iridectomisé avait plus que triplé de valeur. D'un autre côté la vision de l'œil sclérotomisé avait légèrement baissé.

D'après M. de Wecker, « la sclérotomie interne tire son action de l'amincissement de la sclérotique par un écart des lèvres incisées et le débridement porte essentiellement sur le ligament pectiné et l'insertion sclérale et antérieure du muscle ciliaire.

Son action doit dériver d'une modification dans la filtration intra-oculaire et très probablement, si l'on pratique cette incision sur toute la circonférence de l'angle iridien, entraîner un changement dans les fonctions accommodatives. »

Myotomie.

Comme on croyait que les muscles extrinsèques de l'œil avaient la propriété d'accommoder en produisant par compression un allongement de l'axe du globe, on a pratiqué diverses sections des muscles.

« La part qui revient aux muscles extrinsèques, plus particulièrement à ceux de la convergence, dit Panas, ne saurait être niée. »

Jules Guérin (*Gaz méd. de Paris*, 1841), pratiqua la section des muscles droits.

Dans une communication à l'Académie des sciences en 1841, il attribua l'origine de l'affection à un défaut de longueur ou une rétraction active des muscles droits, et en recommanda la section simultanée par la méthode sous-conjonctivale.

Philips en 1840 propose de s'attaquer à l'oblique supérieur dont la section lui semble avoir donné de bons résultats dans l'opération du strabisme avec myopie.

Bonnet de Lyon dans son Traité des sections tendineuses (1841) cite le cas d'un jeune homme âgé de 22 ans, myope depuis l'âge de 14 ans, ne pouvant lire qu'à une distance de 0^m15 cent. Il ne reconnaissait les personnes qu'autant qu'il avait des lunettes. Après la section des deux muscles petit oblique, il put lire à la distance de 26 cent. et reconnaître les personnes, sans lunettes à la distance de 20 mètres. Il rapporte ainsi 7 observations avec 6 succès chez tous sauf un, le punctum proximum avait doublé, le remotum, gagné encore davantage, le tout, de suite ou peu de jours après l'opération et d'une façon qui lui semble durable.

De Graefe en 1869 dans son ouvrage « Uber die Operation en des dynamischen Auswartsschielens besonders in Rücksicht auf progressive Myopie » considère la section du droit externe comme un excellent moyen de traitement de la progression de la myopie, parcequ'elle contrebalance l'insuffisance des droits internes qui amène l'asthénopie musculaire non seulement fatigante, mais nuisible en favorisant le développement ultérieur de la myopie.

Motais en 1890 à la Société française d'opthalmologie a fait une tentative de ténotomie. Il dit qu'il a pratiqué la double ténotomie des droits externes sur 14 malades myopes de 10 à 20 dioptries avec tous les caractères d'une myopie progressive et insuffisance des droits internes et conclut qu'il n'y a aucune amélioration dans le degré de la myopie ; chez 8 malades, arrêt total de la progression ; chez 4 malades arrêt relatif; nul chez 2, les opérations remontant de 1 à 4 ans. Chez 4 malades l'acuité visuelle s'est relevée de 1 à 2/10. Chez 6 l'acuité très légèrement augmentée n'a plus diminué. Chez 2 elle diminue lentement sans progression apparente.

Dans tous les cas d'amélioration bien nette, dix fois sur quatorze les malades ont accusé la disparition ou une diminution notable des troubles visuels et de la douleur obtuse si pénible chez les myopes, après le travail.

J. W. Salomon en 1862 (Medical times and gazette) proposa la myotomie intraoculaire, c'est-à-dire l'incision du muscle ciliaire. « La myotomie intra oculaire, dit l'auteur est une méthode expéditive pour diminuer la myopie, sans faire courir aucun danger à l'œil. »

Dans beaucoup de cas, elle peut soustraire les malades à l'obligation de porter des lunettes.

Elle produit un changement favorable dans l'œil myope en ce qu'elle modifie avantageusement la nutrition de la choroïde de la rétine et de l'humeur vitrée, suffisante parfois pour guérir l'amblyopie liée à la myopie. Dans un cas, elle a réussi à arrêter une myopie progressive. Elle tend à prévenir l'accroissement du staphylôme postérieur en régularisant la circulation intra-oculaire, en diminuant la convergence des lignes optiques et les efforts de l'accommodation qui accompagnent l'acte de converger.

La présence d'un staphylôme postérieur ne neutralise pas l'effet de l'opération, bien que nous ne soyons pas en mesure d'affirmer que l'incision du muscle ciliaire guérit le staphylôme postérieur, il résulte de trois de nos observations que la myotomie intra oculaire diminue les dangers que cette maladie fait courir à la vision ».

Opération de Galezowski

par excision d'un lambeau cornéen

En 1887 au congrès d'opthalmologie de Paris, Galezowski a proposé une opération consistant en l'excision d'un lambeau cornéen semi-lunaire de deux millimètres de hauteur, suivie d'instillation d'ésérine et de compression de l'œil pendant 12 à 18 jours. Il cite des cas de diminution très notable après la cicatrisation.

Historique du traitement de la myopie par l'extraction du cristallin transparent

De même que l'extraction du cristallin cataracté est l'œuvre d'un Français, de même l'extraction du cristallin normal dans le traitement de la myopie forte, on peut dire que c'est aussi l'œuvre d'un Français, l'abbé Desmonceaux (1) en 1776, car quoique au commencement du XVIIIe siècle, Boerhaave en 1708 le premier a constaté l'action efficace de l'extraction du cristallin cataracté chez les myopes, et en 1770, Deshais-Gendron constate aussi les bons effets de l'extraction du cristallin sur la myopie, tome I, p. 406. — « La cataracte n'est pas la seule cause qui puisse déterminer à faire la section de la cornée. Le parfait myope est souvent dans ce cas lorsqu'on présume que le principe de cette maladie consiste dans le trop gros volume du corps lenticulaire.

Alors j'ai souvent vu pratiquer cette opération avec succès parce que tout cristallin dans quelque état qu'il soit peut être extrait, et que dans cette extraction

(1) Abbé Desmonceaux. — *Traité des maladies des yeux et des oreilles.*

le parfait myope en reçoit une amélioration réelle, un état qui rend plus facile la perception des objets. »

Tome II. page 140. — « Les myopes de deux à trois pouces de foyer sont des sujets bien malheureux, puisqu'ils ne voient que confusément ce qui est à leurs pieds, ils sont par conséquent peu propres au travail. C'est pourquoi lorsqu'il sont encore jeunes, mon avis est d'extraire le cristallin, ce qui diminuera l'extension de la cornée et rendra l'image des objets plus sensible. Cette opération ainsi que je l'ai annoncé dans mon opuscule que j'ai donné en 1776 est moins redoutable que celle de la cataracte parce que le cristallin qui n'est pas altéré dont la capsule est ouverte s'échappe plus aisément à l'ouverture de la cornée. Ce secours pour les myopes de la première classe n'était ni connu ni praticable avant l'opération par extraction et ne peut être que d'une grande utilité pour ceux qui ont besoin de travailler ».

Page 5. — « Cette opération paraîtra nouvelle mais elle réussit et réussira presque toujours sous la main habile du baron Wenzel qui en a fait plusieurs fois l'épreuve... Malgré cela, je conseille pour ne pas risquer ce dont on jouit encore faiblement d'attendre toujours l'état malheureux de la cécité pour faire opérer. Autrement ce serait tenter la Providence. »

Il faut arriver jusqu'à l'abbé Desmonceaux pour avoir la première description sur l'extraction du cristallin transparent.

D'après Ettmuller, le premier qui a fait cette opération en Allemagne serait Otto en 1799.

Il y en a qui disent que ce serait Beer en 1799. Mais Fukala réclame cette priorité pour Richter en 1790 qui a bien défini la cause de la myopie et a proposé l'extraction de la lentille.

Janin aussi en 1770 avait bien exposé les causes de la myopie et même selon Otto c'est lui qui opérait les malades de Desmonceaux, qui étant ministre de la religion ne voulait pas opérer.

La conclusion de tout cela est que depuis cette époque on n'entend plus parler de cette opération jusqu'à l'année 1858 quand Mooren et Weber au Congrès d'Heidelberg en parlèrent. Malheureusement elle fut accueillie très mal par les spécialistes étrangers, et Donders la qualifia de coupable témérité.

C'est le professeur Graefe (de Halle), qui depuis, en 1864 a pratiqué deux fois l'extraction du cristallin transparent avec succès.

De ce qui précède nous voyons que la cause principale que cette opération soit tombée en oubli est dans l'opposition que firent les grands maîtres de cette époque, Donders et de Graefe.

Au congrès de la British Medical Association, tenu à Carlisle en juillet 1896, Little parle d'un malade qu'il a opéré en 1886.

De Haas aussi au congrès de la Société Néerlandaise tenu à Amsterdam en 1896 relate le cas d'un malade âgé de 49 ans opéré en 1870.

En 1888 deux oculistes allemands Ruiz et Kœnig dans un travail sur la pathogénie de la myopie progressive donnent de nouvelles vues purement théoriques sur cette opération.

Mais les vrais propagateurs du traitement de la myopie forte par l'extraction du cristallin sont Fukala de Vienne (Autriche), et Vacher (d'Orléans). Le premier a fait sa première communication à la Société de Médecine de Vienne en 1889 et dans la même année Vacher (d'Orléans) n'ayant jamais encore entendu parler des opérations de Fukala, faisait sa première opération, pratiquant l'extraction simple du cristallin, dont la communication a été faite le 7 mai 1890 à la Société Française d'ophtalmologie.

C'est grâce à ces deux oculistes que cette opération est pratiquée aujourd'hui dans le monde entier malgré l'opposition que lui font encore certains oculistes, mais heureusement ils ne sont pas nombreux.

Manuel Opératoire

PAR L'EXTRACTION DU CRISTALLIN TRANSPARENT

Comme nous avons déjà dit, ce sont M. Fukala et M. Vacher qui propagèrent cette opération, mais avec un manuel opératoire différent. Nous allons donc exposer le procédé de chacun séparément et aussi rapidement que possible.

En même temps nous citerons les partisans de chaque procédé.

Procédé de M. Fukala

Discission

Nous reproduisons ici le texte presque du mémoire lu par l'auteur au XIIe congrès international d'ophtalmologie de Moscou, Août 1897, sur son manuel opératoire.

Il fait à l'aide d'un couteau de Graefe long et étroit une ponction cornéenne, puis une discission en croix de la cristalloïde antérieure. Il fait la discission le long du diamètre vertical de la capsule cristallinienne antérieure, en même temps il lacère le cristallin des deux côtés de la brêche faite ; de cette façon il facilite l'échappement des masses gonflées dans la chambre antérieure et évite les phénomènes glaucomateux. Ensuite il fait une instillation d'atropine à 2 pour 100.

Après il fait l'extraction vers le 3e ou le 5e jour lorsqu'on constate des phénomènes d'irritation ciliaire, c'est-à-dire douleur, injection, cornée pointillée.

Pour faire l'extraction il considère comme le meilleur instrument le couteau lancéolaire à lame longue et étroite.

Comme point pour faire l'incision, il incise à deux ou trois millimètres du limbe scléro-cornéen là où il est loin de la plaie capsulaire pour éviter un pincement à la fois de la capsule et de l'iris.

Les partisans de la discission sont :

M. Abadie dont voici le procédé selon M. Mathieu son chef de clinique (*Thèse, Paris 1899*)

Lorsque M. Abadie fit sa première communication au sujet de ce mode de traitement de la myopie, à la Société d'ophtalmologie de Paris (séance du 6 octobre 1891) il avait employé le procédé suivant, qu'il a exposé dans la séance du 5 janvier 1892.

Après avoir fait une petite ouverture de 3 millimètres environ à la cornée avec le couteau lancéolaire il introduit le kystitome et déchire largement la cristalloïde antérieure, puis instillation d'atropine et bandeau compressif.

Deux ou trois jours après, il évacue, soit par la première ouverture, soit par une autre semblable les couches corticales antérieures gonflées, imbibées, blanchâtres et presque toute la masse cristallinienne s'écoule par la plaie dont on déprime la lèvre postérieure avec une petite curette. A la suite de cette évacuation la résorption continue, il n'y a plus de menaces d'accidents glaucomateux et quelquefois la pupille devient noire sans qu'il soit nécessaire de recourir à une nouvelle évacuation. On peut cependant la pratiquer la première si cela est nécessaire.

Aujourd'hui, M. Abadie a apporté quelques modifications à la méthode employée par lui en 1891. Il est bien entendu que les contre-indications résultant d'affections de la conjonctive des paupières ou des voies lacrymales subsistent ici comme pour l'opération de la cataracte ; ces affections sont traitées avant de pratiquer la discission.

Après cocaïnisation (le chloroforme ne servant que rarement dans ce premier temps) on fait un lavage minutieux des paupières et des culs-de-sac avec une solution de sublimé à 1/2000.

L'œil étant bien insensibilisé, on pratique une ponction cornéenne à l'aide d'un couteau de Graefe ordinaire ou à deux tranchants et de dimension moyenne. La pointe du couteau ainsi introduite dans la chambre antérieure, pratique à la cristalloïde une ou deux déchirures parallèles : on supprime de la sorte l'emploi du kystitome qui nécessitait une ouverture un peu plus large.

Après instillation d'atropine, on applique un pansement compressif. Le malade auquel on prescrit le repos au lit est examiné attentivement tous les jours.

A) Deux cas peuvent se présenter. Si l'opéré ne souffre pas de l'œil discissé, dans les jours qui suivent l'intervention, si la discission n'a pas été trop étendue et le ramollissement trop rapide, attendre que ces masses soient assez transformées dans leur totalité.

On diminuera autant que possible les interventions.

On passe alors au deuxième temps de l'opération qui bien que délicate ne présente pas d'ennuis trop sérieux pour l'opérateur, si elle n'a pas été précédée de phénomènes glaucomateux.

Si le gonflement et le ramollissement du cristallin se sont produits progressivement sans douleurs oculaires, on insensibilise l'œil à la cocaïne et on introduit un couteau lancéolaire dans la chambre antérieure suivant le diamètre vertical.

On exerce une très légère pression sur l'iris qui est ainsi maintenu par la lame, et tout en évitant le prolapsus irien, on facilite la sortie des masses ramollies dont une partie suit la face antérieure du couteau, le reste est évacué à la curette de Daviel. Cette évacuation doit être aussi complète que possible, mais on doit se contenter d'extraire les masses qui sortent avec la curette sans vouloir enlever malgré tout celles qui résistent, on risquerait ainsi de déchirer la cristalloïde postérieure, chassée en avant par la pression du vitré.

Il est bon d'avoir toujours à sa portée des ciseaux-pinces et la pince à iridectomie en cas de prolapsus.

B) Dans le second cas, ce deuxième temps est avancé et singulièrement plus délicat, c'est-à-dire que lorsque le malade éprouve de violentes douleurs de tête, des nausées, des vomissements, lorsque la pression intra-oculaire augmente, on doit intervenir immédiatement.

L'immobilité du malade étant indispensable, tandis que l'œil présente une sensibilité particulière, on doit employer le chloroforme et pratiquer alors le deuxième temps comme nous l'avons indiqué précédemment.

Les phénomènes glaucomateux cessent immédiatement après cette intervention.

Du choix du moment précis où il faut faire cette évacuation dépend souvent le succès ou l'échec du traitement. Un retard de 24 ou 48 heures seulement suffit à compromettre parfois à jamais la fonction du nerf optique comprimé, et c'est pourquoi cette opération est si délicate ; on ne devra donc jamais l'entreprendre si on ne doit pas avoir le malade sous la main pendant quelque temps.

Autrefois M. Abadie, pour éviter le gonflement trop rapide des masses corticales, recommandait de ne pas déchirer trop largement la cristalloïde ; aujourd'hui, l'emploi du chloroforme pour l'extraction a l'avantage de permettre une large incision et par suite un ramollissement plus rapide de la lentille, ce qui supprime plusieurs interventions. Les discissions étroites sont réservées pour les cas où l'on sait ne pas pouvoir suivre le malade pendant les deux ou trois premiers jours après l'opération ; dans ce cas, en effet, une trop large discission donnerait naissance à des phénomènes glaucomateux qui seraient peut-être définitifs.

L'évacuation des masses restantes se fait dans une troisième et quelquefois quatrième intervention.

Jusqu'à 35 ans M. Abadie emploie la discission suivie d'évacuations.

A 35 ans, il fait la discission avec iridectomie pour éviter les pincements de l'iris et enfin après 40 ans il fait l'extraction simple.

M. Abadie n'opère, en général, que sur un œil. Le second ne l'est que sur la demande expresse du malade et seulement après qu'on a pu apprécier les résultats de la première opération.

Il ne pratique donc l'iridectomie que sur les malades ayant plus de 35 ans ou lorsqu'il redoute un enclavement de l'iris.

D'après M. le professeur Panas l'extraction linéaire simple après discission et sans iridectomie préalable constitue l'opération qui convient le mieux aux jeunes sujets. Par contre, chez les adultes il faudra compter avec la densité du noyau cristallinien et pour cela pratiquer l'iridectomie, puis une discission discrète, finalement l'extraction à lambeau périphérique suffisamment grand comme cela se pratique dans la cataracte « spontanée sénile ».

Le procédé de choix à notre avis est celui que nous avons employé avec le Docteur Fage, notre chef, discission plus ou moins étendue ; quelques jours après (quand les phénomènes inflammatoires commencent) extraction des masses cataractées à travers une petite ouverture scléro-cornéenne ; plus tard s'il reste des masses cristalliniennes, ou des débris capsulaires, nettoyage à la curette ou à la pince. Mais on doit éviter dans toutes ces opérations autant que possible les pertes du corps vitré.

Procédé de M. Vacher (d'Orléans)

Le type de l'extraction est l'opération de M. Vacher. Il fait son incision à la limite de la cornée en suivant le limbe cornéen, et la kystotomie avec la pointe de son couteau avant de faire la contre-ponction. Alors, extraction très lente, par pression douce et légère du cristallin, qui sort en entier, à l'état de masse gélatineuse. Enfin, réduction ne l'iris, lavage de la chambre antérieure et pansement. S'il reste des masses cristaliennes, on fait plus tard une discision.

L'avis général des auteurs est en faveur du broiement et de l'évacuation consécutive.

Observations

Observation de M. Lagrange

de Bordeaux 14 Janvier 1898.

M. Lagrange présente une malade chez qui il a extrait le cristallin transparent. Cette malade âgée de 13 ans et demi, a une tante atteinte d'une très forte myopie. Pas d'autres antécédents héréditaires. Elle offre à droite 14 D de myopie et à gauche 17 D.

Des deux côtés le meilleur verre correcteur donne une acuité visuelle de 0, 2. Pas d'autres désordres du fond de l'œil que des staphylômes très accusés. Comme aux autres malades du même genre, il pratique d'abord la discission du cristallin sur le plus mauvais œil, ici l'œil gauche, et 8 jours plus tard il évacue la plus grande partie des masses molles par une incision linéaire ; l'atropine suffit ensuite à la résorption complète. Cet œil opéré a maintenant avec le verre + 3 D une acuité de 0,5.

M. Lagrange pense que les myopes de plus de 15 dioptries sont très souvent justiciables de cette opération qui lui a, dans les 12 cas où il l'a employée, donné constamment de bons résultats.

Il n'a eu jusqu'ici aucune complication immédiate ou consécutive à regretter.

Observation de M. Panas

Il s'agit d'un jeune homme âgé de 16 ans myope de 22 D à l'œil droit et de 16 D à l'œil gauche.

A part un croissant myopique rudimentaire, aucune lésion choroïdienne, milieux transparents. Ne peut exercer aucun métier à cause de sa forte myopie, malgré l'emploi des verres correcteurs.

L'œil droit, opéré le 11 Mars 1893 par iridectomie, suivie de discission puis d'extraction, était devenu hypermétrope de 1,25 D avec 0,75 D d'astigmatisme conforme à la règle.

L'acuité visuelle égale à un tiers lui permettait de voir au loin et de lire sans la moindre fatigue. Sur les sollicitations du malade, l'œil gauche fut opéré le 22 Novembre 1895 par discission et extraction sans iridectomie. Le résultat fut exactement le même avec le même degré d'hypermétropie et d'astigmatisme. L'acuité visuelle supérieure à un tiers permettait au malade, grâce à la rondeur et à la mobilité de sa pupille, de se guider au loin sans verre et d'être très satisfait de la vision de près.

Revu en Juillet puis en Décembre 1896 le sujet se trouve toujours dans le même état satisfaisant en tant qu'acuité visuelle ; mais l'examen ophtalmoscopique nous montre les petits croissants choroïdiens situés toujours du côté temporal, en voie d'évolution manifeste, bien qu'il s'agisse désormais d'yeux aphaques, privés de toute accommodation. Cette constatation venant à se confirmer par des observations de même ordre serait on ne peu plus contradictoire de l'avis de ceux qui font jouer à l'accommodation le rôle prépondérant dans le progrès du staphylôme d'ou dérive la myopie.

Deux Observations de M. Valude

La première a trait à un homme de 35 ans, qui était atteint d'une myopie à marche progressive telle qu'il ne pouvait plus lire à aucune distance les caractères ordinaires et qu'il arrivait juste à se conduire, il comptait les doigts à 50 centimètres. Il pratiqua chez cet homme l'extraction du cristallin transparent des deux côtés et actuellement il lit tous les caractères, même les plus fins à 30 centimètres.

Il occupe aujourd'hui les fonctions de garçon de laboratoire à la Salpêtrière et voit à distance, sans verres, d'une façon très satisfaisante.

Le second malade est un homme de 31 ans. Il est garçon de ferme et sa myopie avait atteint assez rapidement un taux si élevé qu'il ne pouvait plus se livrer à ses travaux habituels. Les verres ne l'amélioraient nullement et il comptait les doigts d'un côté à un mètre, de l'autre à 60 centimètres. La double extraction lui rendit une vision inespérée, il lit facilement tous les caractères d'imprimerie avec des verres convexes, et pour la distance avec de faibles verres concaves, il possède une acuité visuelle très bonne.

Observation de M. Valude

Enfant de 10 ans. Myopie, 18 D. Lésions de scléro-choroïdite postérieure, rien à la macula V = 1/8 des deux yeux. L'enfant ne lisait qu'à peine et à très courte distance. Il était menacé de ne pouvoir continuer ses études et destiné à rester sans profession.

L'opération fut résolue. A l'œil gauche on pratique une discission à l'aiguille, suivie à quelques jours de distance de l'évacuation des masses ramollies.

A l'œil droit on exécuta l'extraction ordinaire, sans iridectomie, et celle-ci dut être suivie ensuite d'une discission à cause des masses molles demeurées après l'extraction.

Le résultat est plus joli à gauche qu'à droite ; V = 1/6 des deux yeux avec + 4 D.

L'avantage consiste surtout en ceci que l'enfant avec des verres convexes + 8 D lit à la distance ordinaire de 30 centimètres les caractères ordinaires d'un livre et sans peine.

Observation de Pfluger

Il a opéré cinq malades. Deux avaient dépassé l'âge de 40 ans ; les autres étaient des individus de 15 à 30 ans ; la plupart appartenaient au sexe féminin.

Il a suivi tous ces malades et les succès sont très encourageants. Dans un de ces cas, le malade avait avant l'opération $V = \frac{2}{10}$ avec — 15 D. Après l'extraction du cristallin $V = \frac{5}{10}$ sans verres, $V = \frac{7.5}{10}$ avec — 0. 5 cyl.

Observations de F. Sp. Meighan (Glascow)

Obs 1. Homme de 69 ans O D. M. 14 D ; O G 12 D. Vision 1/10 Jaeger 4 à 12 cent. Staphylômes postérieurs. Extraction de 2 cristallins avec iridectomie préalable. Le malade voit actuellement avec + 4 D 1/3 et avec + 8 D Jeager 4.

Obs. 2. Jeune homme de 15 ans. M. 15 D Vision 1/12 et Jaeger 2 à 12 cent. Œil droit opéré par discission et extraction linéaire. Six semaines plus tard avec + 3 D Vision 1/6 et avec + 7. Jaeger 4 à la distance ordinaire.

Observation J. Siklessy (de Budapest.)

Une femme de 35 ans avec une myopie de 14 D et des lésions choroïdiennes avancées. L'auteur pratique d'abord une iridectomie puis quinze jours après une extraction linéaire des masses cristalliniennes. La résorption fut rapide d'un côté, lente de l'autre. La vision à droite est de 6/50 avec + 1 D. A gauche elle n'a pas été prise.

Observation par G. Martin

La malade âgée de 24 ans a l'œil droit myope de 17 D, en même temps un astigmatisme de 1,50 D selon la règle V = 1/5. Il fait la discission du cristallin qui se résorbe en six semaines.

Au bout de 3 mois, l'acuité visuelle est devenue égale à 2/5 tandis que la myopie n'est plus que de 11 D 6 D doivent donc être attribuées au cristallin.

Observation par Greef.

Chez une malade dont les deux yeux avaient une myopie de 10 D avec V = 6/20 il opéra avec succès l'œil gauche. V devint alors 1/25 ; avec un verre + 5 la malade récupérait 6/20.

Observation de Thier (Aix-la Chapelle)

Chez un jeune homme de 15 ans atteint d'une myopie de 15 à 16 D il a enlevé le cristallin avec un résultat excellent, V = 1. Il a également réussi chez un individu âgé de 25 ans et porteur d'une myopie de 20 D.

Observation de Roland Pape (Sydney)
(The Australian médical Gazette 1897)

Le malade, un jeune garçon de dix ans avait une myopie de 14 D.

Œil droit V = 1/30 avec — 14 D V 0/10 faible. Œil gauche V = 1/20 avec — 14 D V = 1/4 faible. L'œil droit lisait Jaeger 4 (lettres) avec difficulté à 3 pouces seulement, et l'œil gauche Jaeger 1 (lettre) avec difficulté à 2 pouces. Les deux cornées étaient obscurcies par des anciens pannus et la cornée droite présentait une taie centrale.

L'examen ophtalmoscopique donnait :

$$\text{O D} \quad \frac{\text{Vert.} - 13\text{ D}}{\text{Horiz.} - 14\text{ D}} \qquad \frac{\text{OG Vert.} - 13\text{ D}}{\text{Horiz.} - 14\text{ D}}$$

Dans ces conditions Pape décida de pratiquer sur l'œil droit la discission du cristallin transparent.

Vingt mois après l'opération voici l'état :

$$\text{Œil droit} \quad \frac{\text{Vert. Emmétrope}}{\text{Horiz.} + 1\ \text{D}}$$

et l'acuité visuelle :

V = 1/6; avec + 1 verre cyl axe vert = 1/3. Quant à la vision proche, il lit Jeager 2 (lettres) avec 3 D et + 1 verre cyl axe vertical.

Observation de Mets (d'Anvers)

Garçon de 11 ans, intolérance de verres correcteurs.

Avant l'opération :

Œil droit — 15 D V = 1/15
Œil gauche — 12 D V = 1/6

Après l'opération de l'œil droit nous avons :

O D. + 5 D V = 1/4

Observation de Mets (d'Anvers)

Femme de 40 ans, intolérance de verres correcteurs.

O D — 18 D V = 1/15
O G — 18 D V = 1/15

Après l'opération de l'œil droit O D Emmétrope V = 1/4.
Lit n° 1 sn. à 30 cent. avec + 2 D.

Observation de Widmark

Une jeune fille de 20 ans V = 0, 1. Myopie de 18 D avec straphylôme annulaire, légères altérations périmaculaires. A porté des lunettes — 9 D puis — 13 D.

Le 7 mars, discission.

Le 12 mars, tension et douleur, de là extraction dès le lendemain. Cataracte secondaire.

4 avril, nouvelle discission.

Le 28 avril :

$$+ 0,50 \text{ D. } V = 0,5$$

Observation du Dr Rohmer (de Nancy).

Le nommé F..., âgé de 26 ans, cordonnier, demeurant à Nancy, sans antécédents héréditaires ou acquis, ni oculaires dans sa famille, se présente à l'hôpital en février 1897. Il dit avoir eu une mauvaise vue dès son enfance ; il ne porte de lunettes que depuis l'âge de 12 ans ; on a augmenté les verres progressivement, mais depuis six mois, ceux-ci ne suffisent plus à la vision.

L'examen objectif des yeux ne révèle rien de particulier.

Sans verre, le malade lit le n° 4 de Parinaud à 6 ou 7 centimètres ; pour la vue de loin avec des verres concaves — 20 D V = 1/6.

La skiascopie indique des deux côtés une myopie de 22 D, pas de lésions au fond de l'œil ; le champ visuel un peu rétréci.

Le malade, père de cinq enfants ne peut se livrer à aucun travail et accepte volontiers les opérations qu'on lui propose.

3 mars. — Maturation artificielle du cristallin gauche ; le 8 mars, l'opacification paraît complète ; l'œil est très légèrement tendu ; pas d'inflammation.

10 Mars. — Extraction des masses cristalliniennes par une incision linéaire supérieure ; le malade, un peu nerveux empêche les manœuvres et l'extraction totale ; hernie de l'iris qu'on résèque sur le champ.

17 Mars. — Œil en excellent état ; cataracte secondaire.

19 Mars. — Maturation artificielle de l'œil droit.

24 Mars. — Extraction à travers une incision à lambeau, suivie d'iridectomie ; on extrait à peu près complètement les masses cristalliniennes ; malgré cela, le 27 mars, on constate la présence d'une cataracte secondaire.

21 Mars. — A travers une petite incision cornéenne, sur

l'OG, avec la pince on enlève un débris de cristalloïde, et avec l'aspirateur de Redard on enlève le restant des masses cataractées ; pupille noire.

28 Mai. — Même opération, avec un succès semblable sur l'OD.

1er Juin. — De loin ODG V = 0.8 sans verres.

De près ODG V = 0.6 avec un verre convexe + 4 D.

Le malade, revu le 3 novembre, est enchanté de son état, son acuité visuelle s'est encore améliorée et il a pu reprendre son travail sans fatigue.

Observation Inédite

Service du Dr Fage

Sachy Gustave, âgé de 34 ans.

Le malade se conduisait difficilement car il avait une myopie excessive de — 32 D avec staphylôme postérieur annulaire, choroïdite et quelques flocons du vitré. Le fond de l'œil présente une surface sale et dépigmentée, mais pas de plaques d'atrophie. Pas de décollement de la rétine. Yeux saillants en léger strabisme convergent.

3 Mai 1897. — Petite discission pour maturation artificielle OD.

8 Mai 1897. — Cette discission n'ayant produit qu'une opacification punctiforme, on fait une discission large au kystitome introduit à travers une petite incision scléro-cornéenne.

13 Mai. — Extraction simple OD de la plus grande partie des masses cristalliniennes à la curette à travers une incision linéaire.

Il reste des masses englobées dans la capsule obstruant le champ pupillaire.

3 Juillet 1897. — Nettoyage secondaire. Petite incision scléro-cornéenne.

28 Juillet. — Pupille bien noire. Le corps vitré à sa transparence antérieure : la rétine n'est pas décollée.

Avec — 3 D V = 1/8.

La vision était précédemment de 1/50 sans verres et de 1/20 après correction par les verres.

Observation Inédite

Service du Dr Fage

Boieldieu Lucie, âgée de 20 ans.

Œil droit, myopie de — 25 D avec staphylôme postérieur annulaire, choroïdite centrale.

Œil gauche — 26 D avec staphylôme postérieur.

V = 1/6 avec — 28 D.

Le 6 Janvier 1899 la suppression du cristallin droit étant décidée par extraction linéaire sans iridectomie, on pratique la discission du cristallin.

9 Janvier 1899. — Extraction linéaire OD : le nettoyage du champ pupillaire restant à peu près complet.

24 Janvier 1899. — Le champ pupillaire est rempli par une fine capsule.

On fait la capsulectomie et la capsule est enlevée à la pince ; l'iris n'a pas été incisé.

31 Janvier 1899. — Examen des yeux sans verres.

Œil gauche (non opéré). Ne voit aucune lettre du tableau placé à 5 mètres.

Œil droit (opéré). Lit les 3 premières lignes (1/6).

Examen des yeux avec verres :

Œil gauche avec — 24 D V = 1/6.

Œil droit avec — 2 D V = 1/4.

Vue de près :

Œil gauche avec — 8 D, lit no 5 à 0 m 15 cmt.

Œil droit avec + 3 D, lit no 5 à 0 m 20 cmt.

Le 15 Août 1900. Son état stationnaire, le malade enchanté du résultat.

Observation Inédite

Service du Dr Fage

Théodosie Pierre, âgée de 26 ans, ménagère. Ses parents avaient une très bonne vue.

A l'examen opthalmoscopique nous ne trouvons ni taphylôme postérieur, ni choroïdite.

Voilà son état avant l'opération.

Sans verres, vue de loin :

OG V = 1/25. OD V = 1/25.

Sans verre, vue de près :

OGD lit n° 8 (Kern), à 7 centimètres.

Avec verres, vue de loin :

OG avec — 18 D V = 1/3. OD avec — 24 D V = 1/4.

Avec verre, vue de près :

OD avec — 10 D, lit n° 5, à 10 centimètres.

1er Mai 1900. — On lui fait une discission avec le kystitome à l'œil droit comme premier temps de l'extraction du cristallin transparent.

Le 5 Mai 1900. — La malade accusant des douleurs et voyant que les masses cristalliniennes sont très gonflées, on fait l'extraction des masses à la curette.

18 Juin. — V = 1/6 sans verre correcteur et 1/3 avec — 3 D et lit sans verre, n° 5 (Kern) à 20 centimètres.

Observation Inédite.

Service du Docteur Fage.

Juliette Aviez, âgée de 13 ans.

Ses parents bien portants ne sont pas myopes.

Elle a un frère âgé de 22 ans qui est myope.

Très légère choroïdite myopique avec croissant staphylomateux.

Son acuité visuelle avant l'opération.

Sans verres vue de loin :

OD V = 1/35 OG V = 1/33.

Sans verres vue de près :

ODG lit nº 8 à 15 centimètres.

Avec verres vue de loin :

OD avec — 20 D V = 1/6 OG avec — 20 D V = 1/6.

Avec verres vue de près :

OG avec — 14^D lit nº 5 à 0.20 centim.

OD avec — 15^D lit nº 5 à 0.20 centim.

6 février 1900. — La suppression du cristallin étant décidée par la méthode de Fukala on pratique une discission préparatoire.

10 février. 1900. — Les masses cristallinieuses gonflées, commençant à faire exercer une pression assez intense sur l'iris, on fait une extraction qui donne un nettoyage presque complet du champ pupillaire OD.

31 mars 1900. — L'œil est encore en pleine réaction inflammatoire (Iritis). Le champ pupillaire est presque entièrement oblitéré par des débris capsulaires épais. Légère hypotension pas des douleurs. Compte les doigts à un mètre.

28 avril 1900. — L'œil n'est plus enflammé et malgré la présence de quelques débris capsulaire l'acuité est déjà de 1/6 avec un verre convexe + 3^D.

26 mai 1900. — Extraction des débris capsulaires à la pince, à travers incision linéaire. Le corps vitré commençant à sortir dès la première tentative d'extraction on ne peut nettoyer que la portion externe du champ pupillaire.

27 juillet 1900. — Avec + 4^D V = 1/3.

Observation Inédite.

Service du Docteur Fage.

Noiret Hélène, âgée de 14 ans, apprentie en fabrique.

Dans sa famille pas de myopes.

Sa mère nous raconte que sa fille était renvoyée de la fabrique où elle faisait son apprentissage parce qu'elle ne voyait pas pour exécuter son travail. Comme la famille est très pauvre, une voisine par pitié a pris la jeune fille à son service, mais bientôt elle s'est vue forcée de la renvoyer. C'est pour cela qu'elle nous amène sa fille pour nous consulter.

Nous trouvons une myopie de 16^D de deux côtés ; sans lésions du fond de l'œil.

Son acuité visuelle avant l'opération.

Sans verres vue de loin :

OGD V = 1/25.

Sans verres vue de près :

OGD lit n° 4 à 10 centim.

Avec verres vue de loin :

OD avec — 13^D V = 1/3.
OG avec — 14^D V = 1/3.

Avec verres vue de près :

ODG avec — 7^D lit n° 4 à 20 centim.

23 mai 190. — Discission du cristallin OG à l'aiguille de Bowman.

17 juillet 1900. — Extraction (sans iridectomie) du cristallin opacifié. Perte d'une goutte de vitré.

8 août. — Guérison presque achevée. Encore un peu d'injection périthératique. Il y aura encore amélioration de l'acuité. Avec spher. convexe + 4^D V = 1/3.

31 août 1900. — Vue de loin sans verre V = 1/20.
— Vue de loin avec verre + 4 V = 1/3.
— Vue de près avec + 8^D lit n° 4 à 20 centim.

Complications après l'opération

Les complications après l'opération de l'extraction du cristallin transparent sont d'après les auteurs :

1° L'infection.

2° Le glaucome.

3° Le décollement de la rétine.

1° *L'infection de la plaie.*

L'infection de la plaie n'est plus permise avec les moyens d'antisepsie que nous possèdons. Si l'infection de la plaie comptait comme une contre-indication de l'opération, on ne pourrait plus faire aucune opération chirurgicale en général.

Nous croyons donc (et avec raison) que l'infection doit disparaître comme une contre-indication de l'opération de la myopie.

2° *Le glaucome.*

Le glaucome après l'opération, c'est-à-dire l'augmentation de la tension intra-oculaire les premiers jours après la discission est souvent observée.

Il ne faut pas cependant s'effrayer ; quelques compresses chaudes suffisent pour calmer les douleurs qui sont assez intenses. Nous avons remarqué en outre qu'après la première extraction des masses cristalliniennens la tension diminue, devient normale, et les douleurs cessent.

Nous n'avons pas vu ni lu l'apparition du glaucome vrai après l'extraction linéaire.

3° *Le décollement de la rétine.*

Le décollement de la rétine comme conséquence de l'opération de l'extraction du cristallin transparent est une question qui n'est pas encore bien élucidée.

C'est une question bien difficile à résoudre parce-qu'il faut comparer les yeux d'individus du même âge ayant le même degré de myopie les uns aphaques, les autres munis de leur cristallin.

Si Frohlich a trouvé que les forts myopes de 10 à 30 ans souffrent de 1.25 °/₀ du décollement de la rétine dans les yeux non opérés, et de 3.3 °/₀ dans les yeux aphaques; si dis-je le Dr Fischer de Dortmund est encore plus pessimiste et arrive au résultat de dire que les risques de décollement de la rétine sont 11 fois plus grands pour les myopes après l'opération que sans opération, c'est parce que ces Messieurs examinent souvent les malades qui ont été opérés et ainsi ils remarquent le décollement, tandis qu'il y a bien des myopes (qui n'étaient pas opérés) et leur décollement passe inaperçu faute d'examens répétés.

Nous ne sommes donc pas partisans de l'hypothèse que le décollement est plus fréquent chez les myopes opérés par l'extraction.

Von Hippel a pratiqué l'opération de la myopie sur 184 yeux; 11 fois (soit 6 %) il a vu survenir un décollement de la rétine, dont 3 fois pas avant deux ans, trois ans et demi ou quatre ans et demi après l'opération. Il ne resterait donc que 8 cas de décollement, tout au plus, qui seraient à mettre sur le compte de l'opération, soit 4.3 %.

Or, parmi les 69.300 derniers malades de l'auteur il y avait 1052 myopes de 10^D ou plus avec 1747 yeux fort myopes, 117 de ces yeux furent atteints de décollement spontané, soit 6,7 %.

En ne comprenant que les myopes âgés de moins de 30 ans, on avait à retenir seulement 939 yeux avec 37 décollements spontanés, soit 4,3 %. Le décollement spontané est donc, à peu de chose près, aussi fréquent chez les jeunes myopes non opérés que chez les myopes opérés, qui sont en général aussi âgés de moins de 30 ans.

La crainte du décollement ne doit donc pas nous retenir de l'opération.

Mais d'un autre côté, l'opération ne préserve pas non plus l'œil fort myope de l'apparition de cette complication redoutable, comme d'aucuns l'ont affirmé, pas plus, du reste que de la formation d'une choroïdite maculaire. L'auteur a vu survenir cette dernière affection dans 5 yeux de 3 malades de un an trois quarts à deux ans et demi après la suppression du cristallin transparent.

Avantages de l'opération

L'œil aphaque devient le système dioptrique le plus simple qu'on puisse imaginer. Il est réduit à l'état d'une coque, constituée par les 3 tuniques de l'œil, et qui est percée d'une ouverture circulaire dans laquelle est enchâssée la cornée. L'intérieur de cette coque est remplie par les humeurs aqueuse et vitrée ; mais comme leur coefficient de réfraction est égal, et comme la différence est minime entre leur coefficient et celui de la cornée on, peut supposer que celle-ci s'étend d'un pôle à l'autre.

Par conséquent comme on sait que la valeur réfringente de la cornée avec une courbure normale, est égale à celle d'une lentille de 31^{m}52 de distance focale, avec un œil emmétrope, l'aphakie aurait pour résultat de réunir des rayons parallèles derrière la rétine et rendre l'œil hypermétrope. Il n'en est plus ainsi dans la myopie, l'image vient bien se former à la distance normale de 23^{mm} de la cornée, mais la rétine par suite de l'allongement de l'œil, est plus loin que l'image et derrière elle. On conçoit donc l'utilité de la suppression du cristallin.

Maintenant est-il possible de déterminer ce que deviendra la réfraction après l'extraction du cristallin.

D'après Eperon un œil emmétrope devenu aphaque devient hypermétrope de 10^D ou plutôt un verre de + 10 placé à 13^{mm} en avant de la cornée lui est nécessaire pour que les rayons convergent sur sa macula.

Mais quelle est la différence de réfraction qui se produit en la même occurrence dans un œil myope de X dioptries ? Mauthner disait qu'il suffit de retrancher 10^D de ces X dioptries. Par exemple si on enlevait le cristallin d'un œil myope de 12^D cet œil restera myope de 2^D. Mais nous trouvons que ce calcul n'est pas exact et pour preuve nous donnons ci-dessous la statistique sur 206 cas et nous voyons que la différence peut atteindre jusqu'à 26.50^D.

Tableau de Vacher

	NOMS	AGE	COTÉ	DEGRÉ de la myopie de l'œil avec le cristallin	ACUITÉ Visuelle Avant	Après	DEGRÉ du verre correcteur après l'opération	DEGRÉ de l'abaissement de la valeur optique de l'œil aphaque
1	Mme G.	54	g	— 15 D	1/3	1	— 3 D	12 D
2	Mme C.	41	d	— 16 »	1/8	1/3	— 3 »	13 »
3	J.-B. Emile	17	d	— 14 »	1/6	1/4	+ 2 »	16 »
4	Me R. J.	34	d	— 16 »	1/8	1/6	— 2,50 »	13,50 »
5	Mme T. G.	42	g	— 15 »	1/8	1/4	— 2 »	13 »
6	Mme D. R.	48	g	— 13 »	1/10	1/6	+ 4,50 »	17,50 »
7	Mme B. O.	44	g	— 14 »	1/6	1/4	+ 3 »	17 »
8	S. A.	31	g	— 15 »	1/8	1/6	+ 2 »	17 »
9	Mme M.	35	d	— 16 »	1/10	1/6	— 2 »	14 »
10	P. D.	23	g	— 18 »	1/10	1/6	— 1 »	17 »
11	B. Noémie	22	g	— 13 »	1/3	1/3	+ 1 »	14 »
12	M. Rachel	15	d	— 18 »	1/10	1/2	+ 0,50 »	18,50 »
13	Armandine	12	d	— 12 »	1/18	1/3	+ 3,50 »	15,50 »
14	R. Armandine	35	d	— 16 »	1/10	1/4	+ 1 »	17 »
15	G. Z.	27	g	— 23 »	1/20	1/8	— 3,25 »	19,50 »
16	C.	35	g	— 20 »	1/6	2/3	— 0,50 »	19,50 »
17	Sœur M. E.	29	g	— 16 »	1/10	1/2	+ 1 »	17 »
18	V. André	48	g	— 17 »	1/10	1/2	+ 1,50 »	18,50 »
19	M. Léonide	18	g	— 17 »	1/18	2/3	+ 0,75 »	17,75 »
20	R. Marie	24	d	— 16 »	1/10	2/3	+ 1 »	17 »
21	R. Lucie	15	d	— 26 »	2/8	1/2	+ 0,50 »	26,50 »
22	V. Eugénie	34	d	— 26 »	1/50	1/4	— 2 »	24 »
23	A. Henriette	27	d	— 17 »	1/20	1/8	+ 0,50 »	17,50 »
24	P. Louise	12 1/2	g	— 17 »	1/10	1/3	+ 0,75 »	17,75 »
25	Ch. Paul	12	d	— 13 »	1/16	1/2	+ 3 »	16 »
26	Ch. Désiré	26	d	— 18 »	1/8	1/4	+ 2 »	20 »
27	L. M. Louise	14	d	— 16 »	1/6	1/2	+ 2 »	18 »
28	L. M. Louise	14	g	— 16 »	1/6	1/3	+ 2 »	18 »
29	B. P. Louise	14	d	— 26 »	1/10	1/4	— 2 »	24 »
30	Angèle	36	d	— 20 »	1/8	1/4	+ 1,50 »	21,50 »
31	F. Georgette	24	g	— 18 »	1/10	1/8	+ 1,50 »	19,50 »
32	Femme G.	38	g	— 22 »	1/10	1/4	— 1 »	21 »
33	T. Auguste	35	d	— 29 »	1/40	1/4	— 2,50 »	26,50 »
34	G. B. Denise	35	d	— 18 »	1/8	1/4	+ 1 »	19 »
35	L. P. Paul	21	g	— 19 »	1/4	3/4	+ 1 »	20 »
36	J. B. Joseph	17	g	— 18 »	1/4	1/2	+ 1 »	19 »
37	D. A. Auguste	15	g	— 16 »	1/4	2/3	+ 1 »	17 »
38	F. Marius	18	g	— 18 »	1/6	1/2	— 1 »	17 »
39	P. M.	16	g	— 17 »	1/6	1/3	+ 4 »	21 »
40	M. Lehl	8	d	— 13 »	1/8	1/3	+ 4 »	17 »

Tableau d'Abadie

	NOMS	AGE	COTÉ	DEGRÉ de la myopie de l'œil avec le cristallin	ACUITÉ visuelle Avant	ACUITÉ visuelle Après	DEGRÉ du verre correcteur pour le même œil devenu aphaque	DEGRÉ de l'abaissement de la valeur optique de l'œil aphaque
1	Mlle Juliette......	14	d	— 23 D	1/8	1/3	— 2 D	21 D
2	Mlle Clara........	22	d	— 20 »	1/40	1/30	+ 5 »	25 »
3	Mme E. C........	56	d	? ?	1/120	1/10	+ 7 »	? ?
4	Mlle Eugénie E...	28	d	— 23 »	1/6	1/10	Aucun	23 »
5	Mme M...........	39	d	— 20 »	1/40	1/16	»	20 »
6	Mme R...........	36	d	— 26 »	1/120	1/120	»	26 »
7	Mlle A. C.........	29	d	— 18 »	1/6	1/8	»	18 »
8	Louis B..........	18	g	— 20 »	1/6	1/2	— 1,5 D	18,5 »
9	Mme Marie T	39	d	— 25 »	1/6	1/6	— 4 »	21 »
10	Mlle Eugénie	24	d	— 20 »	1/16	1/6	+ 2,5 »	22,5 »
11	Mme D...........	56	d	— 20 »	1/30	1/3	+ 1 »	21 »
12	Mlle Léonie.......	35	d	— 20 »	1/30	1/30	? ?	? ?
13	M. M............	22	g	? ?	? ?	1/8	Aucun	?
14	Lucien M........	23	g	— 12 »	1/4	1/4	+ 2 D	14 »
15	C. S.............	16	d	— 15 »	1/10	1/24	+ 2,25 »	17,50 »

Tableau de Fukala

	NOMS	AGE	COTÉ	DEGRÉ de la myopie de l'œil avec le cristallin	DEGRÉ du verre correcteur pour le même œil devenu aphaque	DEGRÉ de l'abaissement de la valeur optique de l'œil aphaque
1	Franz Z.	8	g	— 11 D	+ 6 D	17 D
2	Hermine B.	14	g	— 11 »	+ 6 »	17 »
3	Heinrich S.	15	d	— 12 »	+ 4,50 »	16,50
4	Katharina K.	15	g	— 15 »	+ 1,25 »	16,25
5	» »	15	d	— 14 »	+ 1,50 »	15,50
6	Franz B.	15	g	— 12 »	+ 4,50 »	16,50
7	Rudolf S.	10	d	— 13 »	+ 2,50 »	15,50
8	» »	10	g	— 14 »	+ 2 »	16
9	Klementine B	22 1/2	d	— 20 »	— 5,50 »	14,50
10	» »	22 1/2	g	— 20 »	— 5,50 »	14,50
11	Karl H.	14	d	— 14 »	+ 2,50 »	16,50
12	» »	14	g	— 14 »	+ 2,50 »	16,50
13	Emma H.	9	g	— 13 »	+ 2 »	15
14	Otto S.	10	g	— 10 »	+ 7 »	17
15	Josef P.	8	g	— 10 »	+ 7 »	17
16	Wilhelm S.	11	g	— 12 »	+ 5 »	17
17	Franz S.	12	g	— 12 »	+ 4 »	16
18	» »	12	d	— 12 »	+ 4 »	16
19	August R.	23	g	— 20 »	Aucun »	20
20	Josef R	11 1/2	d	— 15 »	Aucun »	15
21	» »	11 1/2	g	— 15 »	Aucun »	15
22	Antonia G.	24	g	— 15 »	— 2,25 »	12,75
23	» »	24	d	— 15 »	— 2,25 »	12,75

Tableau d'Otto

	NOMS	AGE	COTÉ	DEGRÉ de la myopie de l'œil avec le cristallin	ACUITÉ Visuelle Avant	Après	DEGRÉ du verre correcteur pour le même œil devenu aphaque	DEGRÉ de l'abaissement de la valeur optique de l'œil aphaque
1	H. Marie........	25	g	— 20 D	1/6	1/3	Aucun	20 D
2	W. Karl.........	18	g	— 18 »	1/4	1/3	+ 1,5 D	19,5 »
3	W. Mar..........	15	d	— 18 »	1/6	1/4	+ 4,5 »	22,5 »
4	Fr. Curt.........	16	g	— 13 »	1/2	1/3	Aucun	13 »
5	» »	»	d	— 19 »	1/4	1/2	+ 1,25 D	20,25 »
6	Kr. Au..........	25	g	— 18 »	1/3	6/12	+ 1 »	19 »
7	» »	»	d	— 12 »	1/3	1	+ 2 »	14 »
8	I. Arno..........	13	d	— 12 »	1/3	1/3	+ 3 »	15 »
9	B. Minsia	27	g	— 24 »	1/4	1/2	— 2 »	22 »
10	K. Anna	18	g	— 16 »	1/4	1/2	+ 3,5 »	19,5 »
11	» »	»	d	— 16 »	1/6	Enucléation		»
12	R. Mart..........	16	d	— 18 »	1/4	1/3	Aucun	18 »

Tableau de Pfluger

	NOMS	AGE	COTÉ	DEGRÉ de la myopie de l'œil avec le cristallin	ACUITÉ visuelle		DEGRÉ du verre correcteur pour le même œil devenu aphaque	DEGRÉ de l'abaissement de la valeur optique de l'œil aphaque
					Avant	Après		
1	Emma Gr.	17	od	— 12 D	0,45	0,5	+ 3,5 D	15,5 D
2	Marie M.	17	d	— 15 D	0,25	0,6	+ 2 »	17 »
3	Elise O.	16	d	— 16 D	0,2	0,1	+ 1,5 »	17,5 »
4	Emile H.	20	g	— 14 »	0,03	0,3	?	?
5	Jacob G.	25	d	— 22 »	0,1	0,35	— 3 »	19 »
6	Emma.	19	d	— 15 »	0,2	0,6	+ 2 »	17 »
7	Elise J.	18	d	— 16 »	0,4	0,25	+ 1,5 »	17,5 »
8	Marie E.	26	g	— 16 »	0,2	0,5	+ 2,5 »	18,5 »
9	Alexandre K.	26	d	— 17 »	0,25	0,75	+ 2 »	19 »
10	Elise W.	18	d	— 13 »	0,25	0,35	+ 1,5 »	14,5 »
11	Louise Sch.	13 1/2	g	— 13 »	0,08	0,10	+ 5 »	18 »
12	Rosine St.	21	g	— 14 »	0,24	0,45	+ 4 »	18 »
13	Frédéric B.	28	g	— 12 »	0,25	0,75	+ 4 »	16 »
14	Ida G.	15	d	— 11 »	0,15	0,35	+ 5 »	16 »
15	Emilie G.	42	d	— 18 »	0,3	0,3	— 1,5 »	16,5 »
16	Sophie M.	20	g	— 14 »	0,5	10	+ 3 »	17 »
17	M. Ad.	17	g	— 14 »	0,2	0,5	+ 3,5 »	17,5 »
18	Lina Weier.	21	g	— 16 »	0,1	0,3	+ 1,25 »	17,25 »
19	Magdal	40	d	— 16 »	0,25	0,9	+ 2 »	18 »
20	Martha	11 1/2	d	— 12 »	0,2	0,4	+ 2 »	14 »
21	Ernest H.	7 1/4	d	— 18 »	0,1	0,15	+ 0,5 »	18,5 »
22	Rosa A.	23	g	— 14 »	0,5	10	+ 2	16 »
23	Emile G.	18	g	— 12 »	0,1	0,15	+ 2	14 »
24	Emile L.	23	d	— 16 »	0,3	0,9	+ 1 »	17 »
25	Herman W.	10	g	— 13 »	0,45	1,25	+ 2 »	15 »
26	Marie R.	11	d	— 10 »	0,3	0,6	+ 2 »	12 »
27	Oscar D.	20	d	— 17 »	0,25	1,0	+ 0,75 »	17,75 »
28	Ida M.	28	d	— 18 »	0,4	0,4	— 0,75 »	17,25 »
29	Théodore L.	49	d	— 16 »	0,75	1,25	+ 2,5 »	18,5 »
30	Charles	16	g	— 12 »	0,25	0,75	+ 5 »	17 »
31	Léonore G.	34	g	— 18 »	0,3	0,35	— 0,75 »	17,25 »
32	Ida D.	9	g	— 14 »	0,4	0,5	+ 3,5 »	17,5 »
33	Bertha A.	16	g	— 20 »	0,05	0,1	+ 2 »	22 »
34	Fritz B.	14	od	— 12 »	0,35	0,8	+ 2 »	14 »

Tableau de Pfluger (suite)

	NOMS	AGE	COTÉ	DEGRÉ de la myopie de l'œil avec le cristallin	ACUITÉ visuelle		DEGRÉ du verre correcteur pour le même œil devenu aphaque	DEGRÉ de l'abaissement de la valeur optique de l'œil aphaque
					Avant	Après		
35	Ida W.	15	g	— 14	0,15	0,8	+ 2 D	16 D
36	Rodolphe	26	d	— 16	0,2	0,9	+ 1 »	17 »
37	Marie N.	22	g	— 17	0,2	1,25	+ 1,5 »	18,5 »
38	J. R.	34	d	— 23	0,2	0,5	— 5 »	18 »
39	Paul S.	42	d	— 11	0,8	0,7	+ 5 »	16 »
40	R. J.	10	g	— 13	0,3	1	+ 1,25 »	14,25 »
41	Henri D.	46	d	— 16	0,3	1	+ 1,25 »	17,25 »
42	Rose S.	17	g	— 18,5	0,3	0,6	+ 0,75 »	19,25 »
43	» ».	17	d	— 17	0,3	1	+ 0,5 »	17,5 »
44	Maurice W.	12	d	— 13	0,25	1	+ 2 »	15 »
45	Elise	20	g	— 16	0,25	0,25	+ 4 »	16 »
46	Rosa N.	16	g	— 13	0,2	0,6	+ 1 »	14 »
47	G. S.	32	g	— 17	0,15	0,6	— 0,75 »	16,25 »
48	»	32	d	— 15	0,25	0,4	+ 1 »	16 »
49	Emma W.	12	g	— 11	0,15	0,5	+ 2,5 »	13,5 »
50	Gottfried S.	41	d	— 19	0,15	0,75	— 1 »	18 »
51	Léonz. E.	21	d	— 17	0,2	0,3	+ 1,5 »	18,5 »
52	Eugène H.	13	d	— 12	0,25	0,25	+ 5 »	17 »
53	Otto St.	19	d	— 10	0,5	1	+ 3 »	13 »
54	Rosette D.	20	d	— 11	0,1	0,2	+ 3 »	14 »
55	Emma.	14	g	— 16	0,2	0,9	+ 3 »	19 »
56	Marthe St.	10	d	— 14	0,4	1	+ 4 »	18 »
57	Marie.	10	d	— 11	0,5	0,9	+ 6 »	19 »
58	Hedwige.	20	d	— 16	0,2	0,5	+ 3 »	19 »
59	H. Sch.	34	d	— 20	0,05	0,3	aucun	20 »
60	»	34	g	— 21	0,4	0,5	— 0,5 »	20,5 »
61	E. H.	50	g	— 16	0,5	0,9	— 0,75 »	16,75 »
62	Ulrich.	30	g	— 22	0,05	0,1	+ 1,5 »	23,5 »
63	Eléonore.	8	d	— 17	0,3	0,3	+ 3 »	20 »
64	Léon P.	38	d	— 22	0,1	0,5	— 2,5 »	19,5 »
65	D. D.	30	d	— 15,75	0,5	0,9	+ 4,5 »	20,25 »
66	Marie R.	40	g	— 14	0,06	0,5	+ 3 »	17 »
67	Elise H.	26	g	— 23	0,5	0,15	— 2 »	21 »
68	Berthe R.	16	g	— 16	0,5	0,45	+ 4 »	20 »

Tableau de Pfluger (suite)

	NOMS	AGE	COTÉ	DEGRÉ de la myopie de l'œil avec le cristallin	ACUITÉ visuelle Avant	Après	DEGRÉ du verre correcteur pour le même œil devenu aphaque	DEGRÉ de l'abaissement de la valeur optique de l'œil aphaque
69	Cotfried W.......	10	g	— 11 D	0,55	0,5	+ 2,5 D	13,5 D
70	Ulrich I..........	23	d	— 13	0,15	0,3	+ 1,5 »	14,5 »
71	Rosa B..........	16	d	— 16	0,4	0,5	+ 2 »	18 »
72	Rosa Z..........	17	d	— 16	0,1	0,45	+ 3 »	19 »
73	Louise M........	9	g	— 10	0,15	0,15	+ 5 »	15 »
74	Walther..........	14	d	— 14	0,15	0,4	+ 2 »	16 »
75	Elise B..........	17	g	— 16	0,125	0.15	+ 4 »	20 »
76	Alfred W........	21	g	— 12	0,15	0,25	+ 5 »	17 »
77	Johaun	16	d	— 20	0,15	0,35	— 2 »	18 »
78	Marthe K........	16	g	— 12	0,4	0,9	+ 3 »	15 »
79	Werner S........	9	g	— 21	0,15	0.5	»	21 »
80	Marie B.........	22	g	— 29	0,25	0,3	— 2,5 »	26,5 »
81	Albert B.........	22	g	— 12	0,15	0,5	+ 4 »	16 »
82	Marie M.........	16	d	— 14	0,2	0,6	+ 5 »	17 »
83	» ».........	»	g	— 15	0,25	0,5	+ 4 »	19 »
84	Lisette P.........	23	d	— 12	0,15	0.45	+ 2 »	14 »
85	Rosa A..........	9	g	— 13	0,25	0,5	+ 4 »	17 »
86	Jeanne R.........	18	d	— 20	0,3	0,5	— 0,5 »	19,5 »
87	Dr V. J..........	27	g	— 20	0,3	0,1	— 0,5 »	19,5 »
88	L. M............	»	g	— 18,5	0,4	0,6	aucun	18,5 »
89	Charles Th........	51	d	— 23	0,1	0,1	— 3 D	20 »
90	Huldreich........	26	d	— 20	0,1	0,5	»	20 »
91	Berthe...........	26	d	— 13	0,3	0,6	+ 1,5 »	14,5 »
92	Frédéric H.......	18	d	— 22	0,3	0,6	— 1,5 »	20,5 »
93	Charles..........	20	d	— 16	0,4	0,5	+ 0,75 »	16,75 »
94	M. Wei..........	20	d	— 20	0,1	0,2	+ 0,5 »	20,5 »
95	M.-L R..........	34	g	— 15	0,3	0,5	+ 3 »	18 »
96	Rodolphe	25	d	— 19.25	0,2	1,0	— 0,5 »	18,75 »
97	Ch. G............	40	d	— 19	0,1	0,3	+ 0,5 »	19,5 »

Tableau de Hirschberg

	NOMS	AGE	DEGRÉ de la myopie de l'œil avec le cristallin	ACUITÉ visuelle Avant	ACUITÉ visuelle Après	DEGRÉ du verre correcteur pour le même œil devenu aphaque	DEGRÉ de l'abaissement de la valeur optique de l'œil aphaque
1	X................	7	— 15 D	1/10	1/4	+ 2 D	17 D
2	»	8	— 16 »	1/5	1/3	+ 3 »	19 »
3	»	13	— 16 »	1/6	5/6	+ 2 »	18 »
4	»	22	— 18 »	1/12	1/4	Emmétrope	18 »
5	»	28	— 20 »	1/10	1/4	»	20 »
6	»	29	— 20 »	1/12	1/5	»	20 »
7	»	30	— 23 »	1/7	5/6	— 3,5 D	19,5 »
8	»	39	— 26 »	1/12	5/6	— 3 »	23 »

Tableau de Cross

	NOMS	AGE	Myopie	Avant	Après	Verre correcteur	Abaissement
1	X................	20	— 25 D	1/30	1/6	Emmétrope	25 D
2	»	21	— 20 »	1/40	1/40	— 2 D	18 »
3	»	23	— 22 »	1/6	1/6	+ 2,5	20,5 »
4	»	30	— 15 »	1/5	1/5	+ 1,5 »	13,5 »
5	»	26	— 22 »	1/15	6/9	— 1,5 »	20,5 »
6	»	41	— 20 »	1/120	1/40	— 2 »	18 »
7	»	64	— 15 »	1/60	5/12	Emmétrope	15 »
8	»	»	— 15 »	1/12	1/5	»	15 »
9	»	61	— 16 »	1/60	1/18	»	16 »

Tableau de Widmark

	NOMS	AGE	Myopie	Avant	Après	Verre correcteur	Abaissement
1	X................	20	— 18 D	0,1	0,5	+ 0,5 D	18,5 D
2	»	70	— 15 »	0,1	0,2	Emmétrope	15 »

Dans l'œil devenu aphaque l'image devient plus grande et beaucoup plus nette; et la cause en est que le système optique au lieu de se composer de 5 surfaces comme dans l'œil normal, est réduit à une seule surface. En même temps l'œil aphaque reçoit plus de lumière aux parties centrales de la rétine.

L'œil fortement myope ne reçoit que des images diffuses des objets environnants, par conséquent est atteint d'une paresse fonctionnelle qui disparait lentement après l'opération.

Enfin par la disparition du cristallin il y a suppression des contractions du muscle ciliaire ; et par conséquent un calme du côté de la choroïde et de la rétine, la congestion disparaît et la circulation s'y fait mieux.

CONCLUSIONS

1° Que la myopie augmente avec le progrès de la civilisation.

2° Que le mécanisme de l'accommodation de quelque manière qu'on l'interprète montre que cette fonction physiologique augmente la tension intra-oculaire. Cet excès de tension est le facteur essentiel de la myopie axile. Et nous constatons que tous les traitement chirurgicaux employés contre la myopie tels que sclérotomie, iridectomie, capsulo-ectomie ténonienne, visent la suppression de cette pression intra-oculaire.

3° Que la myopie forte est une maladie grave, qu'il faut traiter sérieusement.

4° Que de tous ces traitements le procédé de choix est la suppression du cristallin transparent, procédé qui donne de très bons résultats : diminution de la réfraction, augmentation notable de l'acuité visuelle permettant la vision à distance et le travail.

5° Qu'on ne doit opérer qu'en présence de myopies qui dépassent 16^D chez l'adulte et 10^D chez l'enfant âgé de moins de 10 ans.

6° Qu'on ne doit pas opérer les deux yeux à la fois, même si le patient le réclame.

Nous croyons qu'il faut opérer le second œil au moins un an après avoir opéré le premier.

7° Que le procédé de choix est celui que nous avons déjà indiqué, c'est-à-dire discission préalable puis quelques jours après, extraction des masses cristalliniennes cataractées à travers une petite ouverture scléro-cornéenne ; et plus tard s'il reste des débris capsulaires, extraction à la pince ou à la curette.

BIBLIOGRAPHIE

ABADIE. — Communic. à la Société d'ophtalmol. Séance du 6 oct. 1890. *Bulletin de la Société*, 1890, p. 159.

ABADIE. — Extraction du cristallin transparent par discission dans la myopie forte. Congrès d'ophtal., Paris, 1894 (*Bull. Soc. opht.*, 1894).

ABADIE. — Congrès de Moscou, 1897. *C. R.*, p. 167.

ARGYLL ROBERTSON. — Congrès de l'Assoc. méd. britannique tenu à Carlisle, juillet 1896. *Brit. Med. Journ.*, 1896, II, p. 634.

BADAL. — Méthode nouvelle pour le diagnostic rétrospectif de la réfraction après l'extraction du cristallin, et d'une façon générale dans l'aphakie. *Ann. ocul.*, juillet et août 1878, p. 42.

BADAL. — Leçons d'ophtalmologie, Paris, 1881, p. 191.

BAUDOT. — Traitement de la myopie forte par la suppression du cristallin ou l'ablation. *Thèse*, Paris, 19 juillet 1898.

BRAVAIS. — Soc. Franç. d'oph. Rapport du 7 mai 1890.

BLESSIG (de Riga). — Congrès de Moscou, 1897, *C. R.*, p. 169.

BOUCHARD. — De la suppression du cristallin transparent comme moyen de traitement de la myopie forte ou progressive, *Thèse*, Paris, 2 juin, 1892.

BLUMENTHAL (Saint-Pétersbourg). — Congrès de Moscou, C. R., p. 169.

BATES. — Amélioration de la myop. sans lunettes (*N. York med. Journ.,* 18 avril, 1894).

BATES. — Trait. de la myopie sans lunettes (*Med. Record,* 27 janvier, 1894.

BOURGEOIS. — Myopie élevée traitée par la suppres. du crist. transparent (*Union méd. du Nord-Est*, 3, p. 83).

BERRY. — De la myopie (*Ophtal. Review*, n° 109).

BACK. — Recherches sur l'hérédité de la myopie (*Thèse*, de Kiel).

BELLIARD. — Myopie scolaire (Soc. d'ophtalm., Paris, 6 déc. 1894.

BETTREMIEUX (de Roubaix) Traitement de la myopie sans opérations. (Communication Panas à l'Acad. Médecine, avril 1900).

BOERHAAVE (H). — De morbis oculorum prælectiones publicæ ex codicibus auditorum editae. Gottingæ MDCCL, p. 220-232.

CROSS (de Bristol). — Congrès de l'Associat. méd. britan., Carlisle, juillet 1896. *Brit. med. Journ.*, 1896, t. II, p. 633.

DISLER. — Dix cas de traitement opérat. de myopie forte (Vratch, 19 juin 1897).

DOR. — De la correction totale de la myopie. *Ann. d'oc.*, mai 1897, p. 356.

DRANSART. — Trait. chirurg. de la myopie progress., *Ann. d'oc.*, mai 1897.

DESPAGNET. — Nouvelle cause de myopie (Soc. d'opht., Paris, 6 mars 1895).

DOWLING. — Prévention de la myop. (*Journ. Med. Amer. Associat.*, 10 janvier 1892).

DARIER. — Congrès de Moscou, 1897, C. R., p. 166.

DELENS. — Traité de chirurgie (Duplay et Reclus) 2e édit. t. IV, 331.

DUBARRY. — Traitement opér. de la myop. forte progressive par l'ablation du cristallin. *Normandie médicale*, 1895, p. 419.

Deshais-Gendron. — Traité des maladies des yeux et des moyens et opérations propres à leur guérison, 3 vol., Paris, 1770, t, II, p. 336.

Desmonceaux. — Lettres et observations anatomiques, physiologiques, sur la vue des enfants naissants, 1775.

Desmonceaux. — Traité des maladies des yeux et des oreilles, 2 vol., 1786.

Ch. Deval. — Chirurgie oculaire, 1844, p. 109.

Epéron (de Lausanne). — De la correction opératoire de la myopie forte. *Arch. d'opht.*, 1895, p. 750.

Field. — La grande clarté des salles des écoles comme cause de myopie. *Journal Amer. Med. Association.,* 21 Septemb. 1896.)

Février. — Pathogénie de la myopie (*Ann. d'ocul.*, oct. 1897).

Ferri. — La genèse de la myop. chez l'adulte et dans l'enfance (*Giornal Accad. med. Torino*, février 1896).

C. Frohlich (Berlin). — Ueber spontane und postoperative Kurzsichtigkeitsnetzhautabbosungen. *Arch. für Augenheilkunde*. T. XXXVIII, I. I, p. 2, octob. 1895.

Fuchs. — Comm. au cong. d'Heidelberg, août 1895.

Fuchs. — Manuel d'ophtal. 2e édit. Traduct. Lacompte et Leplat, 1897.

Fukala. — L'état actuel des opérations p. myopie (*Wiener med. Woch.*, 2-9 avril 1898.)

Fukala. — Die operat. Behandl. der hochstgradigen kurzsichtigkeit, *Arch. f. opht.*, 1890, XXXVI, p. 230.

Fukala. — Soc. opht. d'Heidelberg, in *Ann. d'ocul.*, 1893, t. II, p. 116.

Fukala. — VIIIe congrès intern. Edimbourg, 1894, *Rev. gén. d'oph.*, sept. 1894, et *Ann. d'ocul.*, 1894, t. II, p. 131.

Fukala. — Heilung hochsogradiger Kurzsichtigkeit. *Deuticke Leipsig, und Wien,* 1896.

Fukala. — Rapport au XIIe congrès intern. d'opht. de Moscou, août 1857, p. 153.

Fukala. — *Von Graef Arch. f. opht.*, XLIII, n° 1, p. 206, 1857.

Gleize. — Nouvelles observations pratiques sur les maladies de l'œil et leur traitement, Paris, 1786.

Galezowsky. — Séance du 3 nov. 1891 de la Soc. d'opht. de Paris, *Bull. soc. opht.*, p. 186.

Goldzieher. — Discuss. sur l'opér. de la myop. élevée, Ass. roy. des méd. de Budapest, nov. 1897, Analy. dans Cliniq. opht., jan. 1898.

Giraud-Teulon. — Art. myopie dans Dechambre, t. xi, p. 253, 1876.

Giraud Teulon. — La vision et ses anomalies, 1881.

Greeff. — Ueber die Bedeutung der linse bei myopie. Klinische Monatsblatter für Angenheilkunde, 1895, p. 360.

Gelpke et Bilher. — Die operative Behandlung der myopischen schwachsigtikeit. Beitr. zur Angenheilkunde, t. iii, p. 593 à 764, 1898.

Galezowsky. — Sur quelques variétés graves de myopie et sur les moyens de les guérir (Rev. d'opht., n° 9).

Hoor. — De la myopie dans les écoles (*Wiener med. Woch.*, 27 avril 1895).

Hilschenz. — Du décollement de la rétine dans la myopie forte (*Thèse*, Leipsig, 1898).

Harlaw. — La question d'ablation du cristallin dans la myopie (*Journ. Amer. med. association*, 28 nov. 1897).

Haac. — Extraction du cristallin pour myopie. *Ann. ocul.*, 1896.

Heinrich. — Etude de la myopie (Arch. f. Opht. XLII, 3, p. 188.

Heine. — Nouvelle contribution à l'anatomie de l'œil myope (Weitere Beitrage zur anatomie des myopischen Auzes) Arch. für Angenh. t. xl, 2, pp. 160-173, 1899.

Haab. — Comm. au Congrès d'Heidelberg, 1895.

Haab (de). — Le trait. opér. de la myopie fort. Discuss. à la Soc. néerland. d'opht. Amsterdam, 13 décem. 1896, in *Ann. d'ocul.*, janvier 1897.

Hess. — Ueber neuere Fortschritte in der operativen Behandlung hochgradiger Kurzsichtigkeit. Zeitschr. f. prakt. med., 1897, anal. in die Ophtalmologische Klinik, 1898.

Hirschberg (Berlin) Uber die Verminderung der Kürzsichtigkeit durch Beseitigung der Cristall-hinse. Centralbl. für Angenh, 1897.

Hirschberg. — Congrès de Moscou, 1897.

Herzog (de Grandenz) Congrès de Moscou, 1897.

Jean Janin. — Mémoires et observations anatomiques, physiologiques et physiques sur l'œil et les maladies qui affectent cet organe, 1772, p. 232.

Johnson Wray. — L'extr. du cristal. dans la myop. intense (Trans. opht. soc. XV, pp. 233-239).

Jackson. — La correction complète de la myopie (*Amer. jour. of. med. sc.*, september, 1894).

Javal. — Sur l'hérédité de la myopie (*Bul. Ac. med.*, 18 juillet 1892).

Jaboulay. — L'amélioration de la vision des myopes après la section du sympathique cervical. *Lyon Méd.*. 23 mai 1897.

Landolt. — Refraction, in Traité de Wecker et Landolt, 1897, t. iii.

Lagleyze. — La question de l'extract. du crist. transp. Cliniq. d'opht., août 1895.

Lang. — Soc. Opht. du Roy.-Uni, 31 janv. 1895. In *Ann. d'ocul.*, i, p. 123, 1895.

Lawford. — *British. med. journ.*, 1896, t. ii, p. 631.

Little. — *British. med. journ.*, 1896, t. ii, p. 631.

Leber. — Bemerkungen über die Sehscharfe hochgradig myop. Angen vor und nach operativer Beseitigung der Linse, Arch. für opht, xliii, pp. 218-251. Analyse dans Die ophtalmologische Klinik, 1898.

LOGETCHNIKOW (Moscou). — Congrès de Moscou, 1897. C. R., p. 168.

LAGRANGE. — Traitem. de la myop. par l'extract. du cristal. transp. Soc. méd. et chir. de Bordeaux, 17 juil. 1896. Arch. d'opht., 1897, p. 51.

LAGRANGE. — Même soc., 24 déc. 1897. In *Annal. d'ocul.*, mars 1898.

LAGRANGE. — Même soc., 14 janv. 1898. In *Ann. d'ocul.*, mars 1898.

LAWFORD-CROSS. — Trait. de la myopie (*Brit. med. Jour.*, 12 sept. 1897.

MOOREN. — Congrès d'Heidelberg, 1858.

MASSELON. — De la sclérectomie nasale dans la myopie, 1895.

METS (DE). — La myopie scolaire (Ann. de la Soc. méd., Anvers, p. 135, avril 1894).

MATHIEU (H.). — De la suppression du cristallin transparent dans le traitement de la myopie stationnaire élevée et de la myopie progressive (*Thèse*, Paris, 1898-99).

MARCHALL. — Soc. ophtal. du Royaume-Uni, 31 janv. 1895. In *Ann. d'ocul.*, p. 123.

MATKAWICZ (Zagreb). — Congrès de Moscou, 1897.

MAGEN. — Der heutige Stand der operativen Behandlung hochgradiger myopie nach Fukala. Wiener med. Wochenschrift, 1898. In opht. Klinik, 1898.

MAXWELL. — Sect. opht. de Brit. med. Assoc., Carlisle, juillet, 1896. In *British. med. Journ.*, 1896, II, p. 635.

MARÉCHAL. — *Thèse*, Paris, novembre 1898.

MARTIN. — Valeur réfractive du cristallin chez les myopes. Rev. gén. d'ophtalmologie, janvier, 1893, p. 22.

MAUTHNER. — Opticien Fehler der Augen, 1876, pp. 233, 429.

MOTTAIS. — Bull. de la Soc. d'opht., janvier 1890.

MOHR. — Ass. roy. des méd. de Budapest, 13-20 novembre 1897. Analyse dans la Cliniq. opht., janvier 1898.

MOOREN. — Les traitements médic. et chirurg. des troubles myop. Wiesbaden, 1898.

MOOREN. — Die operativer Behandlung d. natural Kuntste. gereiften Staarformen. Wiesbaden, 1894, p. 23 24.

MOOREN. — Die medicinische und operative Behandlung Kurzsichtiger Storungen, 1897.

NADOLECZNY. — Un cas de myopie traumatique (*Thèse*, Munich, 1858).

OSTWALT. — De la réfraction de l'œil myope à l'état d'aphakie avec remarques sur les avantages du choix uniforme du foyer antérieur de l'œil muni du cristallin comme point de départ pour toutes les mesures de la réfraction, même de l'œil aphaque. Lu à la Soc. d'ophtalm. de Paris, le 1er novembre 1891, Bull. soc., p. 199, 1891.

OTTO. — Beobachtungen über hochgradiger myopie und ihre operative Behandlung arch. f. opht., XLIII, p. 323. 1897.

OVIO. — Traitement chirurgical de la myopie très prononcée. (*Riv. veneta sc. med.*, 28 février 1897.)

OTTO. — De la myopie intense et de son trait. (Arch. f. opht., XLIII, p. 323).

PANAS. — Du traitement chirurgical de la myopie, Acad. de Médecine, 29 décembre 1896. In extenso dans Arch. d'ophtalm., 1897 p. 65 et *Ann. d'ocul.*, janvier 1897.

PANSIER. — Extraction du cristallin dans la myopie forte chez les vieillards, 1897, in Cliniq. opht. 1897.

PARENT. — Bull. de Soc. d'opht. de Paris, 1891.

PARINAUD. — Bull. de la Soc. d'opht. de Paris, 1891, p. 183.

PERRIN. — Traité pratique d'ophtalmoscopie, Paris, 1870.

PERGENS. — Correction de la myopie par l'aphakie, Klin. mon. für Augenh., février 1895. Résumé dans Revue des Sc. méd., t. XLVI et *Ann. d'ocul.*, 1895, I.

PFLUEGER (Berne). — Congrès d'Heidelberg, 1892.

— Traité de la myopie forte par discission du cristallin transparent. Congrès de Rome, 29 mars 1895. In *Annales d'ocul.*, 1895. I, p. 363.

PFLUEGER. — VIIIe Congrès internat. d'opht. à Edinburgh. In Rev génér. d'opht., septembre 1894.

Pflueger. — Cessation de la myopie forte par l'aphakie. Bull. de la soc. franç. d'opht., 1896.

Pflueger. — XIIe Congrès intern. d'opht. à Moscou, 1897.

Pflueger. — Rapport sur la suppression du cristallin transparent. Congrès de 1899. Soc. franç. d'ophtalm.

Priestley Smith. Discussion sur la myopie, LVIIIe Congrès annuel de la Brit. med. Assoc. Birmingham, 1890.

Pope (Rolland). — Ablation du cristallin par la cataracte déterminée artificiellement dans un cas de myopie forte. *The Australian med. gazet.*, 1897. In *Presse méd.*, p 213, 1898.

Rockliffe. Soc. opht. du Roy.-Uni. 31 janvier 1895.

Rohmer. — Soc. méd. de Nancy, 7 juillet 1897.

Ruiz Kœnig. — Pathogénie et trait. de la myopie progress. Rev. d'opht., 1888. Analyse in Revue d'opht., 1888, p. 224.

Reveillé-Parise. — Hygiène oculaire ou avis aux personnes dont les yeux sont faibles ou d'une trop grande sensibilité. Paris, 1816, pp. 38, 43, 66,

Roosa. — Sur la myopie lenticulaire (*Méd. Record*, 2 janvier 1897).

Richter. — Aufangsgründe der Wundarzneikunst, 1790, t. III.

Schanz. — Augmentation de l'acuité visuelle chez les myopes à la suite d'une intervention opératoire (cataracte). Grœfe's Arch, XLI, I).

Schanz. — De l'augment. de l'acuité visuelle après l'opération de la myopie intense (*Berlin Klin. Woch.*, 19 nov. 1894.

Sons. — Myopie (*Journ. méd. de Bordeaux*, 9 sept. 1894).

Schiess. — Appareils préventifs de la myopie (Corr.-Blatt. fon Schweiz Aerzte, 15 oct. 1894).

Sulzer. — Développement de la myopie dans les écoles (*Rev. Méd. suisse romande*, déc. 1892).

Schnabel. — Sur la guérison de la myopie (*Wiener med. Woch*, 4 juin 1898).

Scheidman. — Du traitement chirurgical de la myopie intense (*Berlin. Klin. Woch.*, 7 juin 1898).

SILVESTRI. — Traitement chirurg. de la myopie (*Settiman. méd.*, 16 mai, 1897).

STADFELT. — Die veraenderung der refraction nach extraction der linse.

STUART. — Moyens simples d'expliquer la nature de la myopie.

SANTOZ FERNANDEZ. — Compte rendu du congrès méd. d'Esp., 1891. In *Ann. d'ocul.*, sept., 1891, p. 214.

SATTLER. — Trait. de la myop. forte, XXIVe Congrès d'opht. d'Heidelberg, 1895. Anal. in *R. Sc. méd.*, t. XLVIII, p. 660, 1896, *Ann. d'ocul.*, 2, 1895.

SATTLER. — Soc. amer. d'opht. New London, 20 juillet 1898.

SCHMIDT-RIMPLER (Gottingue). — VIIIe congrès intern. d'opht. Edinburg, 1894, Rev. gén. opht., sept. 1894.

SCHMIDT-RIMPLER. — XIIe congrès intern. d'ophtal., Moscou. 1897.

SCHRŒDER. — *Saint-Pétersbourg méd. Wochenschrift*, n° 29, 1891.

SCHRŒDER. — Traitement opératoire de la myopie forte par l'extraction du cristallin normal. V[e] congrès des méd. russes. Saint-Pétersbourg, 1893. In *Ann. d'ocul.*, I, 374, 1894.

SCHWEIGER. — Correction de la myopie par l'aphakie. Soc. méd. d'Heidelberg, p. 215, 1892. Analyse dans Arch. d'opht., 1893, p. 184.

SCHWEIGER. — De la correction de la myopie par l'extraction du cristallin. Soc. méd. de Berlin, 2 mai 1893. *Deutsche méd. Wochens*, 1893, p. 465 et *Ann. d'oculist.*, 1893, I, p. 393.

SIKLŒSSY. — In *Ann. d'oculist.*, 1895, I, p. 129.

SIKLOSSY (aîné). — Assoc. roy. de méd. de Budapest, 1897, in Clin. opht., janvier 1898.

SIKLOSSY (jeune). — Assoc. roy. de méd. de Budapest, 1897, In Clin. opht., janvier 1898.

SAINT-GERMAIN et VALUDE. — Traité pratique des maladies des yeux chez les enfants.

STOOD (Barmen). — De l'opération de la myopie. Congrès des nat. et méd. allem. Dusseldorf, 19 sept. 1898, In Clin. opht., 20 oct. 1898, p. 236.

TSCHERNING. — Leçons d'optique physiologiques professées à la Sorbonne, Paris, 1898.

THIER (Aix-la-Chapelle). Soc. opht. d'Heidelberg, 1892, p. 126.

— La discission dans la myopie très forte. *Deutsche med. Woch*, 27 juillet 1893. In *Ann. d'ocul.*, 1894, p. 78, T. Ier.

THIER (Aix-la-Chapelle). — VIIIe Congrès international d'opht. Edimbourg, 1894. Correction de la myopie élevée par l'extraction du cristallin transparent. In Rev. génér. d'opht., septembre, 1894.

TROUSSEAU. — Les causes de la myopie (*Méd. Mod.*, 16 mars 1895).

THIER (Aix-la-Chapelle). — Congrès d'Heidelberg, 1895.

TOKARSKY. — Deux cas de myopie volontaire. In Rev. génér. d'opht., 1896, p. 413.

TRIEPEL. — De la vision des yeux myopes non corrigés. (A von Graefe's Arch. t. XL, 5, 1894, p. 50-101).

TRUC. — Trait. chirurgical et curatif de la myopie dans les myopies fortes et kératocone. *Nouveau Montpellier méd.*, 1892, p. 167.

UHTHOFF (Breslau). — XIIe Congrès intern. opht., Moscou, 1897.

VACHER. — Société d'opht. de Paris, 17 mai 1890.

— Trait. de la myop. progressive choroïdienne et prophylaxie du décollement de la rétine par l'extraction du cristallin transparent. Soc. opht., Paris, 3 nov. 1891, Bull. de la Société, p. 172.

VACHER. — Congrès de la Société française d'opht., 1894. Bull. de la Soc. d'opht., p. 123, In *Ann. d'ocul.*, 1894, I, 427, juillet 1896. *Ann d'ocul.*, p. 5.

VACHER. — Acad. de méd., 23 mars 1897. Résumé in *Presse Méd.*, 1897, I, CXXVIII.

Vacher. — XIIe congrès inter. de Moscou, 1897, C. R., p. 160 et Ann, d'ocul., 1897.

Valude. — Congrès d'Heidelberg, 1893.

— Congrès de la Soc. franç. d'opht., 1894. In *Ann. d'ocul.*, 1894, I, p. 439.

Von Hippel. — Congrès d'Heidelberg, août 1895.

— Ueber die operative Behandlung hochgradiger Kurzsichtigkeit. Deutsche medic. Wochenschrift. 1897, p. 395 à 400.

Vignes. — Soc. d'opht. de Paris, 1er décembre 1891.

— XIIe congrès, Moscou, 1897, C. R., p. 167.

Vossius (de Giefsen). — Weitere Mittheilungen ueber die operative behandlung der excessiven myopie. Beitrage zür Angenheit, t. iii, p. 765.

Wilmer. — Myopie excessive traitée par l'ablation du cristallin (Arch. of opht., XXVII, p. 65.

Wecker (De). — Société d'opht. de Paris, 3 nov. 1891, Bullet. soc., 1891, p. 182.

Wecker (De). — Congrès de la Soc. fr. d'opht., 1894. In *Ann. d'ocul.*, 1894, I, p. 439.

Wecker et Landolt. — Traité d'ophtalm., Paris, 1883.

Wecker et Masselon. — Ophtalmoscopie clinique, 2e édition, Paris, 1891.

Watson. — Soc. opht. du Roy.-Uni, 31 janv. 1895, *Ann. d'oc.*, 1895, I, p. 123.

Wray. — Soc. opht. du Roy.-Uni, 31 janv. 1895, *Ann. d'oc.*, 1895, I, p. 123.

Widmark. — Revue d'opht., 1894, p. 129.

— Du traitement de la myopie par l'extr. du cristal. (Hygiea).

Woïnow. — Influence des verres correcteurs sur l'acuité visuelle (*Ann. d'oc.*, t. lxx, p. 185).

Weller. — Traité sur les maladies des yeux. Traduct. franç. de Riestel, 1832.

WEBER. — Congrès d'Heidelberg, 1858.

BARON DE WENZEL. — Traité sur la cataracte, Paris, 1786. *Manuel d'oculistique*, 2 vol., 1808.

ZANOTTI. — Du traitement opérat. de la myopie forte progressive par l'extraction du cristallin transparent. *Ann. d'oc.*, février, 1898.

IMPRIMERIE F. DEVERDUN, BUZANÇAIS (INDRE).

www.ingramcontent.com/pod-product-compliance
Ingram Content Group UK Ltd.
Pitfield, Milton Keynes, MK11 3LW, UK
UKHW020309220726
13923UKWH00003B/1051

9 782019 633240